W0046755

Mit freundlicher Empfehlung
der Firma Actelion Pharmaceuticals
Deutschland GmbH

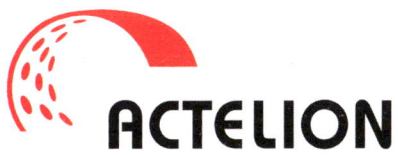

Echokardiographie des rechten Herzens

Eine praxisorientierte Einführung

Majid Zeydabadinejad

89 Abbildungen
7 Tabellen

Georg Thieme Verlag
Stuttgart · New York

Dr. med. Majid Zeydabadinejad
Facharzt für Innere Medizin
– Kardiologie –
Medical Center
Düesbergweg 128
48153 Münster

Univ. Prof. Dr. med. G. Breithardt
Direktor der Medizinischen Klinik und Poliklinik C
Universitätsklinikum Münster
Albert-Schweitzer-Straße 33
48149 Münster

*Bibliografische Information
der Deutschen Bibliothek*

Die Deutsche Bibliothek verzeichnet diese Pub-
likation in der Deutschen Nationalbibliografie;
detaillierte bibliografische Daten sind im
Internet über http://dnb.ddb.de abrufbar.

© 2006 Georg Thieme Verlag KG
Rüdigerstraße 14
70469 Stuttgart
Unsere Homepage: http://www.thieme.de

Printed in Germany

Umschlaggestaltung: Thieme Verlagsgruppe
Grafiken: Cyrus Tahbasian, Münster/Westfalen,
Heike Hübner, Berlin
Satz: Ziegler + Müller, Kirchentellinsfurt
Druck und Buchbinder: Grafisches Centrum Cuno,
Calbe

ISBN 3-13-134381-8
ISBN 978-3-13-134381-9   4 5 6

Wichtiger Hinweis: Wie jede Wissenschaft ist die
Medizin ständigen Entwicklungen unterworfen. For-
schung und klinische Erfahrung erweitern unsere Er-
kenntnisse, insbesondere was Behandlung und me-
dikamentöse Therapie anbelangt. Soweit in diesem
Werk eine Dosierung oder eine Applikation erwähnt
wird, darf der Leser zwar darauf vertrauen, dass Autoren, Herausgeber und Verlag große Sorgfalt darauf
verwandt haben, dass diese Angabe **dem Wissens-
stand bei Fertigstellung des Werkes** entspricht.

Für Angaben über Dosierungsanweisungen und
Applikationsformen kann vom Verlag jedoch keine
Gewähr übernommen werden. **Jeder Benutzer ist
angehalten,** durch sorgfältige Prüfung der Beipack-
zettel der verwendeten Präparate und gegebenen-
falls nach Konsultation eines Spezialisten festzustel-
len, ob die dort gegebene Empfehlung für Dosierun-
gen oder die Beachtung von Kontraindikationen
gegenüber der Angabe in diesem Buch abweicht.
Eine solche Prüfung ist besonders wichtig bei selten
verwendeten Präparaten oder solchen, die neu auf
den Markt gebracht worden sind. **Jede Dosierung
oder Applikation erfolgt auf eigene Gefahr des Be-
nutzers.** Autoren und Verlag appellieren an jeden
Benutzer, ihm etwa auffallende Ungenauigkeiten
dem Verlag mitzuteilen.

Geschützte Warennamen (Warenzeichen) werden
nicht besonders kenntlich gemacht. Aus dem Fehlen
eines solchen Hinweises kann also nicht geschlossen
werden, dass es sich um einen freien Warennamen
handelt.

Das Werk, einschließlich aller seiner Teile, ist ur-
heberrechtlich geschützt. Jede Verwertung außer-
halb der engen Grenzen des Urheberrechtsgesetzes
ist ohne Zustimmung des Verlages unzulässig und
strafbar. Das gilt insbesondere für Vervielfältigun-
gen, Übersetzungen, Mikroverfilmungen und die
Einspeicherung und Verarbeitung in elektronischen
Systemen.

Meiner Mutter Fati,
meinem Vater Nemat,
meiner Frau Anke
und meinen Kindern
Marcel, Leon und Aylin
gewidmet

Geleitwort

Die echokardiographische Untersuchung des rechten Herzens verlangt aufgrund der schwer zu beurteilenden Strukturen des rechten Ventrikels und der besonderen Empfindlichkeit der Funktion des rechten Ventrikels gegenüber Änderungen der Vor- und Nachlast besondere Erfahrung. Erkrankungen des rechten Herzens werden oft erst spät identifiziert, einerseits wegen der überwiegend uncharakteristischen Frühsymptome, z.B. einer pulmonalen Hypertonie, andererseits wegen der schwereren Beurteilbarkeit des rechten Herzens im Rahmen der echokardiographischen Untersuchung.

Echokardiographische Lehrbücher gibt es inzwischen in großer Zahl. Die von Herrn Dr. Majid Zeydabadinejad vorgelegte Monographie füllt jedoch eine Lücke, da sie in knapper, jedoch reichlich bebilderter Form die normale und krankhafte Struktur und Funktion des rechten Herzens darstellt. Dies ermöglicht sowohl dem Anfänger als auch dem bereits praktisch erfahreneren Arzt, die Möglichkeiten und Grenzen der echokardiographischen Untersuchung des rechten Herzens besser zu verstehen. Dieses Büchlein, geschrieben von einem in der Praxis tätigen Kardiologen, der seine speziellen Erfahrungen von vielen Fortbildungsveranstaltungen einbringt, stellt einen hilfreichen Leitfaden dar, der sicherlich auf großes Interesse und angemessene Aufmerksamkeit treffen wird.

Münster, März 2006

Univ.-Prof. Dr. med. Günter Breithardt

Vorwort

Der routinemäßige Einsatz der Echokardiographie in der Diagnostik der Erkrankungen des linken Herzens und der Klappenvitien hat zu einer grundlegenden Verbesserung in der Erkennung von Krankheitssituationen und zu einem Durchbruch im Bemühen um eine optimierte Therapie entsprechend den derzeit bestehenden Möglichkeiten geführt. Die Erkrankungen des rechten Herzens, insbesondere die pulmonale Hypertonie mit stark eingeschränkter Lebenserwartung, werden bei der routinemäßigen echokardiographischen Untersuchung jedoch aufgrund der unspezifischen initialen Symptomatik und fehlender standardisierter Schnittebenen oft vernachlässigt. Nicht selten vergehen Jahre bis zur endgültigen Diagnosestellung mit den fatalen Folgen einer Rechtsherzinsuffizienz.

Die vorliegende Monographie soll dem Untersucher in übersichtlicher Form einen schnellen Einblick in die Beurteilung des rechten Herzens geben, um somit eine frühzeitige Erkennung einer pulmonalen Hypertonie vor der Manifestation einer Rechtsherzinsuffizienz zu ermöglichen, damit ohne unnötigen Zeitverlust alle Therapieoptionen genutzt werden können.

Patienten, die ein erhöhtes Risiko haben, an einer assoziierten pulmonalen arteriellen Hypertonie (PAH) zu erkranken, sollten auf das Vorliegen einer PAH echokardiographisch gescreent werden: Sklerodermie, bekannte genetische Disposition oder Verwandte ersten Grades, angeborene Herzfehler mit Shunt und portale Hypertension mit geplanter Transplantation u. a.

Die Echokardiographie besitzt von allen nicht-invasiven Methoden zur Beurteilung einer pulmonalen arteriellen Hypertonie die höchste Spezifität und eine gute Sensitivität. Um für die Rechtsherzbeurteilung das nötige Verständnis zu erlangen, werden zunächst die anatomisch-topographischen Grundlagen und Standardschnittebenen abgehandelt, da ohne diese grundlegenden Kenntnisse eine diagnostische Bewertung nicht möglich ist.

Dieses Buch dient daher dem Einstieg in die echokardiographische Beurteilung des rechten Herzens. Zur Vertiefung der Differenzialdiagnostik und der Pathophysiologie und somit auch therapeutischer Problemstellungen sei u. a. auf die grundlegenden Arbeiten von Herrn Prof. Dr. Helmut Drexler, Herrn Prof. Dr. Marius M. Hoeper, Herrn Prof. Dr. Horst Olschewski, Herrn Prof. Dr. Werner Seeger, Herrn Dr. Ardeschir Ghofrani, Herrn Dr. Jörg Winkler u. a. hingewiesen.

Große Bedeutung im Vorfeld der Diagnostik hat der vorliegende „Echopass", in welchem die kardiovaskulären und speziell die für die PAH relevanten Risikofaktoren, die Begleitkrankheiten und der aktuelle echokardiographische Untersuchungsbefund vermerkt werden können, so dass auch Fremduntersucher ähnlich dem Herzschrittmacher- oder dem Herzklappenpass durch Vergleich mit der Voruntersuchung relevante Veränderungen feststellen können.

Auf einen Blick liefert das ebenfalls von mir entwickelte Lineal „Echo-Check" Informationen über die wesentlichen echokardiographisch zu erhebenden Normbefunde sowie zur Bewertung davon abweichender Untersuchungsergebnisse. Neben den für das linke Herz relevanten Parametern wurde auch die Darstellung der für eine Bewertung der Rechtsherzfunktion und der pulmonalen Hypertonie wichtigen Untersuchungsbefunde integriert. Sowohl den „Echo-Pass" als auch den „Echo-Check" können die Anwender kostenlos von der Firma Actelion beziehen.

Dem Unternehmen Actelion sei für die Unterstützung herzlich gedankt. Herrn Dr. Siegfried Moltzahn – meinem Freund und Wegweiser in der Ultraschalldiagnostik – danke ich besonders dafür, dass ich mit ihm zahlreiche Fortbildungsveranstaltungen und mehrere Bücher mitgestalten durfte. Meinem Freund – Herrn Prof. Dr. Hartmut Gülker (Herzzentrum Wuppertal) – danke ich für seine persönlichen Bemühungen und seine ständige Unterstützung. Meinem verehrten und geschätzten Kollegen Herrn Prof. Dr. Günter

Breithardt bin ich für sein wohlwollendes Geleitwort und die beispielhafte Zusammenarbeit mit der kardiologischen Klinik der Universität Münster besonders verbunden. Herrn Hans Wehr danke ich für die ständigen wertvollen Anregungen und Ermutigungen. Ohne ihn wären unsere bisherigen echokardiographischen und sonographischen Arbeiten nicht in dieser Form realisiert worden. Frau Christina Berheide danke ich für ihr großes Engagement und ihre unermüdliche Leistung bei der Gestaltung dieses Buches. Herrn Cyrus Tabasian – IDEART Münster – sei für seine exzellente Umsetzung der graphischen Darstellungen gedankt.

Ich hoffe, dass es mir gelungen ist, mit der vorliegenden Monographie den Einsatz der Echokardiographie in der Diagnostik der Erkrankungen des rechten Herzens – insbesondere der pulmonalen Hypertonie – zum Wohle der Betroffenen zu intensivieren, um eine optimale Therapie frühzeitig zu ermöglichen.

Münster, März 2006

Majid Zeydabadinejad

Inhaltsverzeichnis

Abkürzungsverzeichnis

AO	Aorta	PA	Pulmonalarteriendruck
ASD	atrial septal defect – Vorhofseptum-defekt	PAP diast.	diastolischer pulmonaler arterieller Druck
AZ	Akzelerationszeit	PCWP	pulmonary capillary wedge pressure – Pulmonalkapillardruck
EF	ejection fraction	PHT	pressure half time
		PML	posterior mitral leaflet
HOCM	hypertrophic obstructive cardiomyopathy	PVR	pulmonary vascular resistance
		RA	right atrium – rechter Vorhof
IAS	interatrial septum – Vorhofseptum	RVFW	right ventricular free wall
IVS	interventricular septum	RVOT	right ventricular outflow tract
KHK	koronare Herzerkrankung	sPAP	systolic pulmonary artery pressure
LA	left atrium – linker Vorhof	TAPSE	tricuspid annular plane systolic excursion
LV	left ventricle – linker Ventrikel		
LVED	left ventricular enddiastolic diameter	Tei-Index	myocardial performance index
LV–EI	LV–Exzentrizitäts-Index	TV	tricuspidal valve – Trikuspidal-klappe
LVES	left ventricular endsystolic diameter		
LVPW	left ventricular posterior wall	ZVD	central venous pressure – Zentraler Venendruck
MV	mitral valve – Mitralklappe		
mPAP	mittlerer pulmonaler arterieller Druck		

Anatomie und Topographie des rechten Herzens

Die wichtigste Voraussetzung zum Erlernen und zum Verständnis der Echokardiographie ist die Kenntnis der Anatomie und der Topographie unter Berücksichtigung der komplexen Geometrie des rechten Herzens. Das folgende Kapitel soll als kurze Wiederholung der anatomischen Grundlagen den Einstieg erleichtern.

Abb. 1 veranschaulicht die topographische Beziehung der Herzhöhlen, Herzklappen und der wichtigen Gefäße zueinander.

Der **rechte Vorhof** nimmt die Vv. cavae und die Herzvenen auf. An der Mündung der V. cava inferior befindet sich als Rest des embryonalen Herzens eine sichelförmige Gewebstasche, die Valvula V. cavae inferior (Valvula Eustachii). Sie kann von sehr unterschiedlicher Größe sein, ganz fehlen oder aber als ausgedehnte Membran netzartig durchbohrt ausgebildet sein (**Chiari-Netz**). Solch eine Gewebstasche ist normvariant und daher **nicht** als kardiale Emboliequelle einzustufen.

Die Vorhofwand zwischen den Ostien der beiden Hohlvenen ist glatt. Unmittelbar vor dem medialen Rand der Eustachii-Klappe mündet der Sinus coronarius in den rechten Vorhof. Der vordere Teil des rechten Vorhofs hat eine dünne trabekulierende Wandung.

Die mediale Begrenzung des Atriums ist das Septum intraatriale. In der Embryonalentwicklung des Vorhofseptums (IAS) wird der primär gemeinsame Vorhof durch die Bildung zweier Septen, dem **Septum primum** und dem **Septum secundum**, in den rechten und linken Vorhof unterteilt. Es besteht im mittleren Teil aus dünnem Fasergewebe und bildet dort eine flache ovale Vertiefung, die **Fossa ovalis**. Die weiteren Anteile der Scheidewand bestehen überwiegend aus Muskelgewebe. Die folgende Abbildung zeigt die Topographie des rechten Herzens in der frontalen und in der seitlichen Ansicht (siehe Abb. 2).

Im Falle einer unvollständigen Verschmelzung beider Vorhofsepten entsteht eine ventilartige Verbindung zwischen dem rechten und dem linken Ventrikel – das **offene Foramen ovale** (persistierendes Foramen ovale = PFO; Häufigkeit: etwa 20% der Gesamtbevölkerung). Das **PFO** wird als eine mögliche potenzielle Emboliequelle für eine „gekreuzte Embolie" neben dem **Vorhofseptumdefekt** (ASD), dem **Sinus-venosus-Defekt** und einer **Septumfenestration bei Vorhofseptumaneurysma** in Betracht gezogen.

> Der echokardiographische Nachweis eines Shunts auf Vorhof- und Ventrikelebene gelingt meist in der subkostalen Schnittebene sowie in der TEE mittels Farbdoppler und Echokontrast unter Anwendung des Valsalva-Versuchs.

Die Grenze zum rechten Ventrikel bildet die Valvula atrioventricularis dextra (Trikuspidalklappe).

Abb. 3 zeigt eine schematische Darstellung von Shunts auf Vorhof- und Ventrikelebene in der subkostalen Schnittebene.

Beim „Herzgesunden" befindet sich der **rechte Ventrikel** überwiegend hinter dem Sternum, er ist daher von parasternal allenfalls nur im schrägen Anschnitt darzustellen.

Die systolische Funktion des rechten Ventrikels ist aufgrund der komplexen Geometrie schwer zu beurteilen und wird häufig wegen der eingeschränkten Beschallbarkeit erheblich unterschätzt. Daher ermöglicht eine alleinige parasternale Anlotung nur Aussagen hinsichtlich einer ggf. vorhandenen Störung der rechtsventrikulären Größe und Funktion. Die Wand des rechten Ventrikels ist erheblich dünner als die des linken Ventrikels.

Der **Hohlraum der rechten Kammer** wird unterteilt in den **Einflusstrakt (RVET)** mit Trikuspidalklappe – posteroinferior gelegen – und in den **Ausflusstrakt (RVOT)** – anterosuperior gelegen –, welcher sich im Truncus pulmonalis fortsetzt. Die Grenze zwischen dem Einfluss- und Ausflusstrakt bildet eine Reihe vorspringender Muskelleisten. Diese Leisten bilden eine nahezu kreisför-

Schematische Darstellung des rechten und des linken Ventrikels mit ihrem Ausflusstrakt (Frontalansicht)

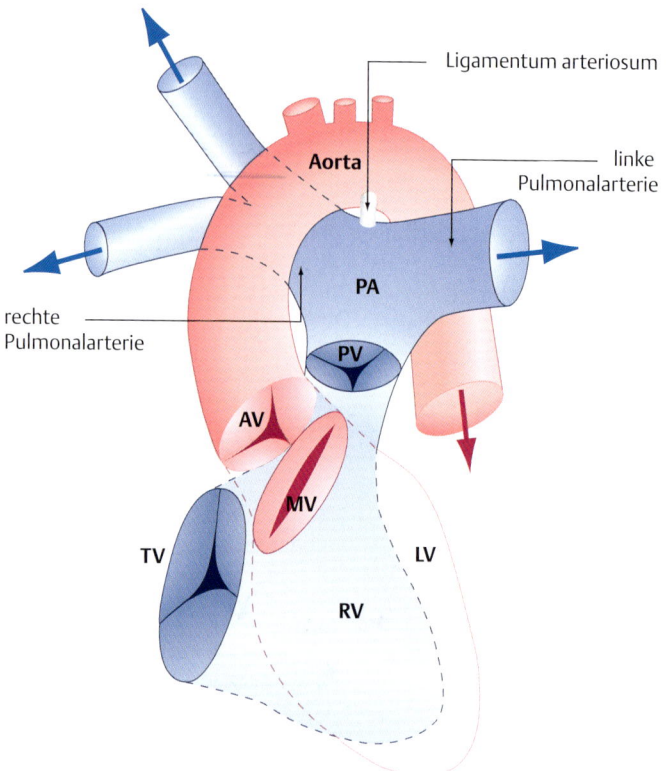

Schematische Darstellung der Herzbasis mit den Herzklappen

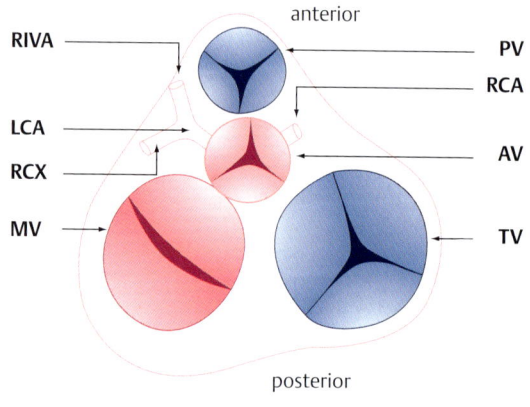

Abb. 1   Schematische Darstellung der topographischen Beziehung der Herzstrukturen.

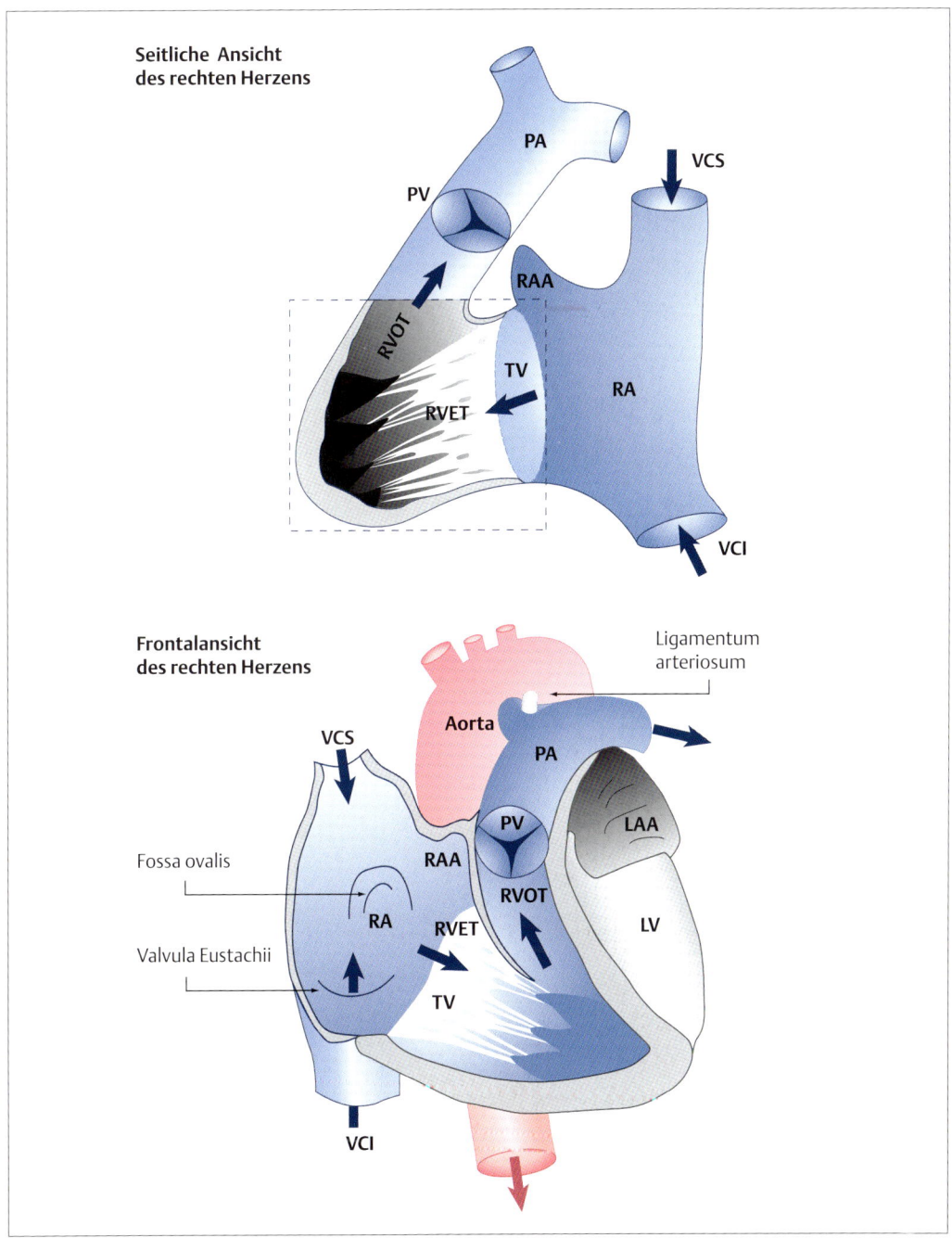

Seitliche Ansicht des rechten Herzens

PA

VCS

PV

RAA

RVOT

TV

RVET

RA

VCI

Frontalansicht des rechten Herzens

Ligamentum arteriosum

VCS

Aorta

PA

Fossa ovalis

PV

LAA

RAA

RVOT

RA

RVET

LV

Valvula Eustachii

TV

VCI

Abb. **2** Topographie des rechten Herzens in der Frontalansicht und der Sagittalebene.

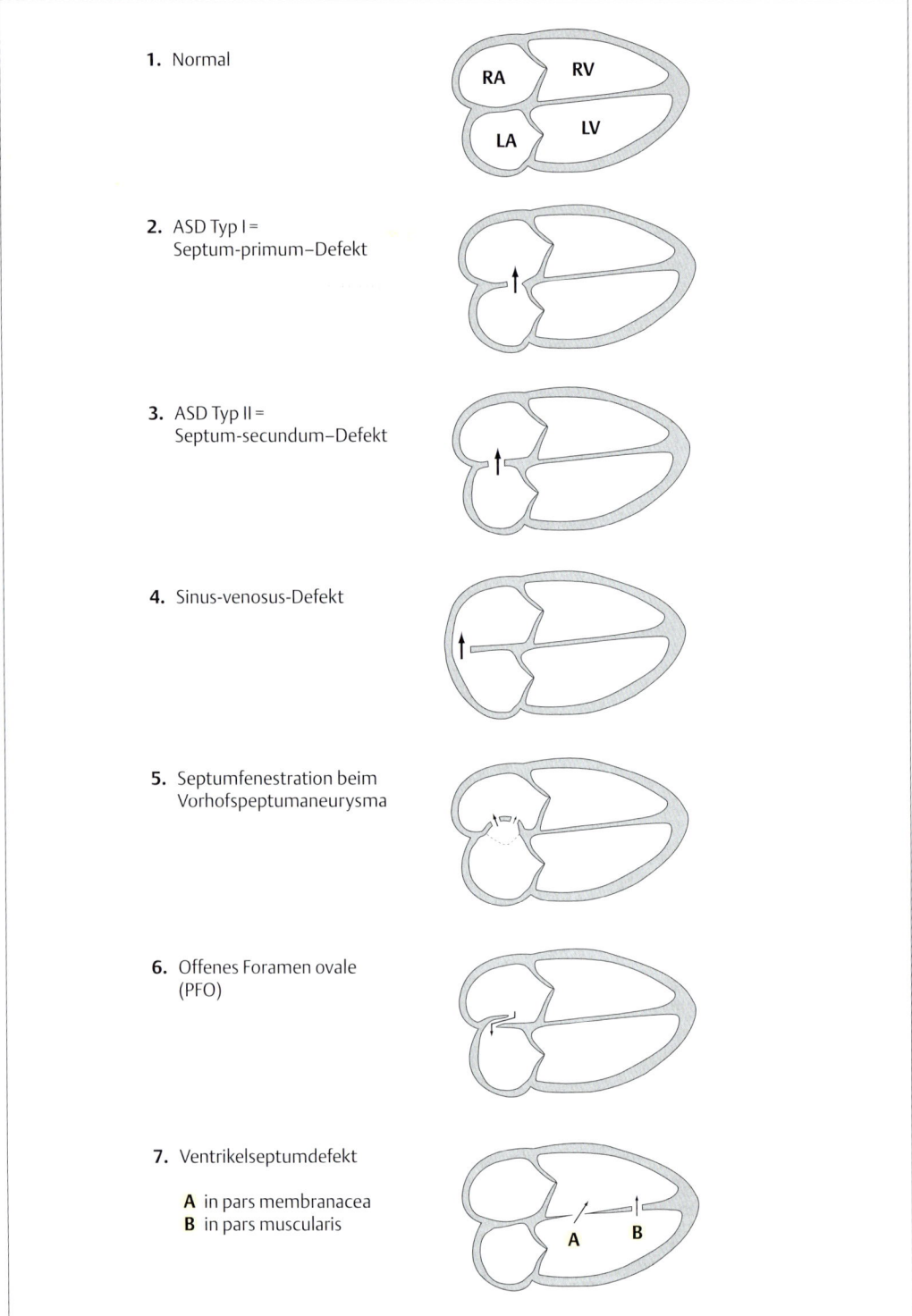

1. Normal

2. ASD Typ I =
Septum-primum–Defekt

3. ASD Typ II =
Septum-secundum–Defekt

4. Sinus-venosus-Defekt

5. Septumfenestration beim
Vorhofspeptumaneurysma

6. Offenes Foramen ovale
(PFO)

7. Ventrikelseptumdefekt

   A in pars membranacea
   B in pars muscularis

Abb. **3**   Lokalisation der angeborenen Shunts auf Vorhof- und Ventrikelebene (subkostale Schnittebene).

mige Öffnung, die jedoch beim gesunden Herzen kein Strömungshindernis darstellt. Die Innenwand des Einflusstraktes ist mit zahlreichen Muskelbälkchen – **Trabeculae** – ausgekleidet, die im Bereich der Herzspitze am dichtesten in Erscheinung treten (siehe Abb. **1** und **2**).

Die Trikuspidalklappe setzt sich aus drei Segeln zusammen, welche mit dünnen Sehnenfäden – den Chordae tendineae – an den **Papillarmuskeln** des rechten Ventrikels verankert sind. Der Ausflusstrakt (RVOT) des rechten Ventrikels enthält nur wenige Trabeculae und ist in der Regel unterhalb der Pulmonalklappe völlig glatt.

Die vorderen und die medialen Papillarmuskeln sind ihrer Lage nach konstant, ihrer Größe und Form nach jedoch äußerst variabel ausgebildet. Die übrigen Papillarmuskeln sind sowohl hinsichtlich ihrer Lage als auch ihrer Form unterschiedlich.

Der Stamm der **A. pulmonalis** geht von der Basis des rechten Ventrikels ab und verläuft nach dorsal und leicht kranial. Unmittelbar nach seinem Austritt aus dem Herzbeutel teilt sich die Pulmonalarterie in die A. pulmonalis dextra und sinistra. Von der Oberseite der Gabelung zieht eine kurze Bahn, das **Ligamentum arteriosum,** zur Unterfläche des Aortenbogens. Es handelt sich hierbei um den Rest des fetalen **Ductus arteriosus Botalli.**

Abb. **1** und **2** stellen die Topographie der Herzstrukturen zueinander dar und sollen zum Verständnis der echokardiographischen Schnittebenen dienen.

Im Folgenden soll die Auswurfkinetik des rechten und linken Ventrikels erläutert werden.

Auswurfkinetik des rechten und linken Ventrikels

Die komplexe Geometrie des rechten Ventrikels erlaubt – anders als beim linken Ventrikel – in der Regel keine standardisierten Aussagen hinsichtlich der Größe und der globalen systolischen rechtsventrikulären Funktion.

Das **Schlagvolumen des linken Ventrikels** wird hauptsächlich durch eine Verkleinerung des Kammerquerdurchmessers und durch eine geringe Verkürzung des Kammerlängsdurchmessers erzeugt.

Anders als der linke Ventrikel verfügt der rechte vorwiegend über longitudinale Muskelfasern, die zu einer deutlichen baso-aplikalen Bewegung des Trikuspidalklappenringes in der Systole führen. Gleichzeitig entsteht eine blasebalgähnliche Kompression des rechten Ventrikels (siehe Abb. **4**). Die systolische baso-aplikale Bewegung des Trikuspidalklappenringes wird **TAPSE** (tricuspid annular plane systolic excursion) genannt und ist ein wichtiger Parameter zur quantitaiven Beurteilung der rechtsventrikulären Funktion. Ein Wert unter 15 mm ist als pathologisch einzustufen. Die TAPSE ist duch eine M-Mode-Aufzeichnung über dem lateralen Anteil des Trikuspidalklappenringes im apikalen Vierkammerblick zu bestimmen (siehe dort).

Im Folgenden werden die Standardschnittebenen sowie einige modifizierte Schnittebenen zur Beurteilung des rechten Ventrikels insbesondere im Hinblick auf eine Früherkennung einer **pulmonalen arteriellen Hypertonie** besprochen. Vollständigkeitshalber werden alle Schnittebenen in Kurzform dargestellt.

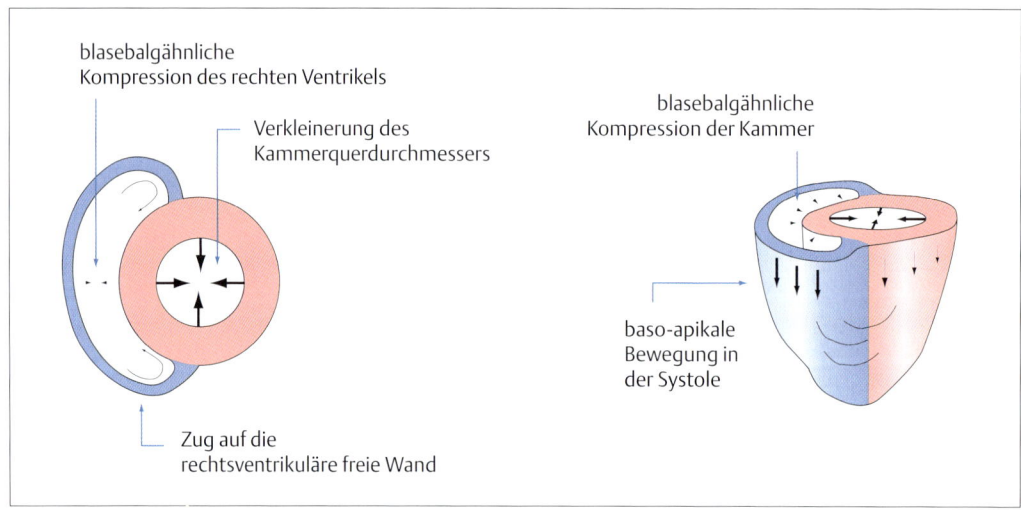

blasebalgähnliche
Kompression des rechten Ventrikels

Verkleinerung des
Kammerquerdurchmessers

blasebalgähnliche
Kompression der Kammer

baso-apikale
Bewegung in
der Systole

Zug auf die
rechtsventrikuläre freie Wand

Abb. **4** Auswurfkinetik des linken und rechten Ventrikels

Standardschnittebenen

Patientenvorbereitung

Der Patient befindet sich in einer Linksseitenlage von 30° bis 90°. Dadurch wird eine Annäherung des Herzens an die Thoraxwand erzielt, und dies führt wiederum zu einer besseren echokardiographischen Darstellbarkeit. Eine Abduktion des linken Armes zur Erweiterung der Interkostalräume und zur besseren störungsfreien Applikation des Schallkopfes sollte möglichst angestrebt werden.

Der Patient wird mit einem um etwa 30° angehobenen Oberkörper gelagert. Dadurch wird eine forcierte Atmung vermieden. Bei einem einge-schränkt beschallbaren Patienten lässt sich die Bildqualität in der Regel durch eine endexspiratorische Beschallung verbessern.

Standardapplikationsorte

Ziel dieser Untersuchung ist es, das Herz aus möglichst vielen Perspektiven darzustellen, um möglichst viele standardisierte Schnittebenen zu erhalten. Diese verschiedenen Schnittebenen werden dann vom Untersucher bei der Beurteilung berücksichtigt und in komplementärer Weise in ein dreidimensionales Bild verarbeitet.

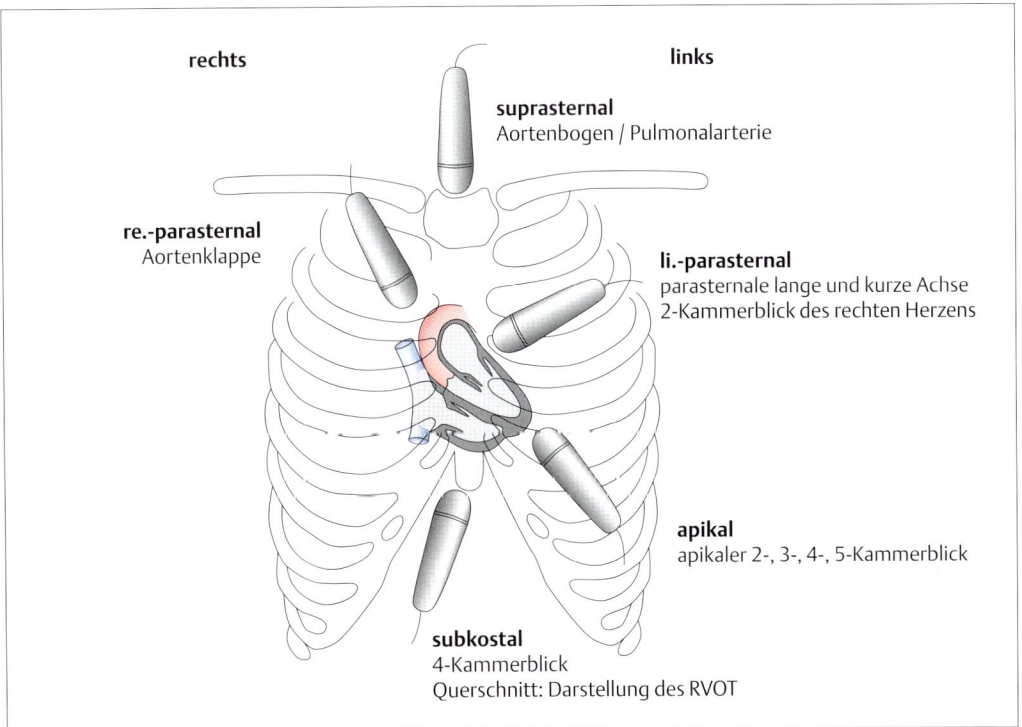

Abb. 5 Wichtige transthorakale Anlotungspunkte.

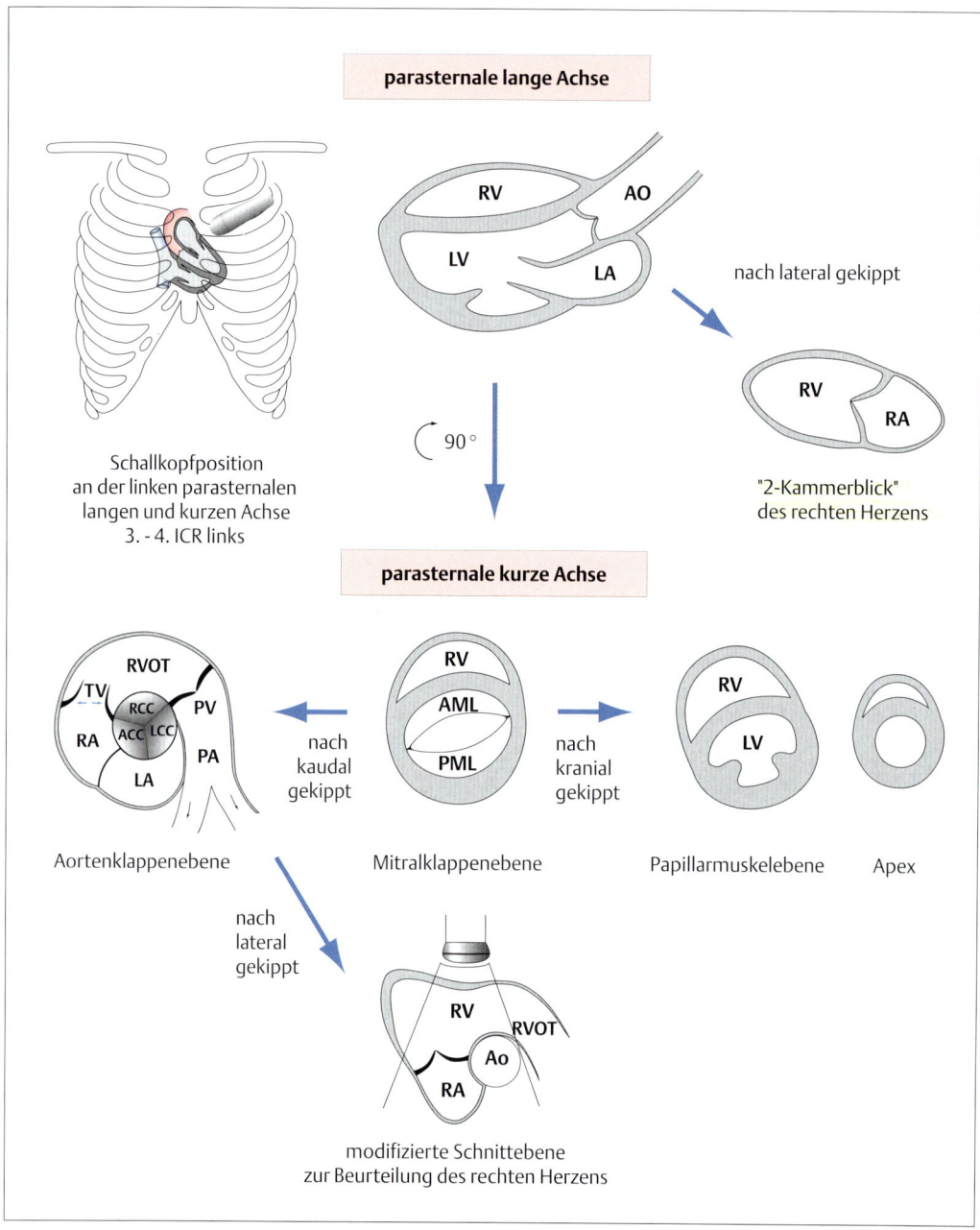

Abb. **6**   Linksparasternale Schnittebenen.

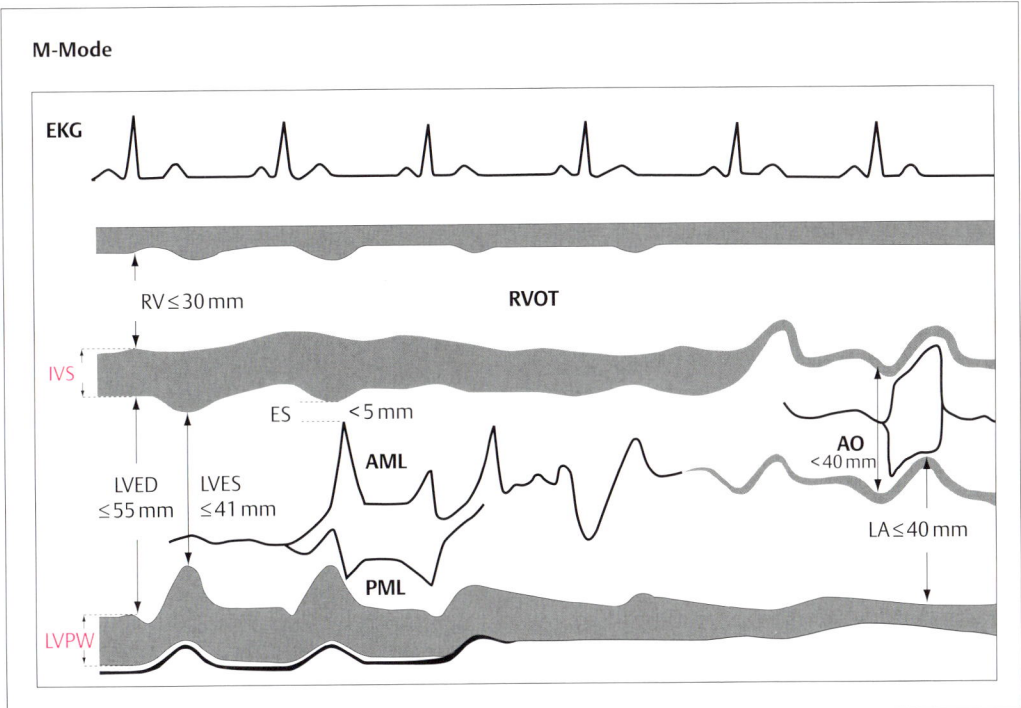

M-Mode

EKG

RV ≤ 30 mm   RVOT

IVS

ES   < 5 mm

AML

AO
< 40 mm

LVED   LVES
≤ 55 mm   ≤ 41 mm

LA ≤ 40 mm

PML

LVPW

Abb. **7**   M-Mode-Aufzeichnung aus der parasternalen Achse.

Abb. **5** stellt die wichtigsten Anlotungspunkte der transthorakalen Echokardiographie dar. Die modifizierten Schnittebenen zur Beurteilung des rechten Herzens werden in den jeweiligen folgenden Abschnitten erläutert.

Parasternale lange Achse

Der Schallkopf wird im dritten oder im vierten Interkostalraum parasternal aufgesetzt. Die Schallkopfebene verläuft auf einer Verbindungslinie vom rechten Schultergelenk zum linken Hüftgelenk. In der parasternalen langen Achse ist eine Beurteilung der Aortenklappe (rechtskoronare Aortenklappentasche (RCC) und der nichtkoronaren Aortenklappentasche (ACC) sowie des proximalen Anteils der Aorta ascendens möglich. Der linke Vorhof, die Mitralklappe sowie der linke Ventrikel werden ebenfalls sichtbar. Der rechte Ventrikel und der rechtsventrikuläre Ausflusstrakt sind auf dieser Schnittebene z. T. darstellbar. Abb. **6** stellt die standardisierten linksparasternalen Schnittebenen sowie die modifizierten Schnittebenen zur Beurteilung des rechten Herzens dar.

In der parasternalen langen Achse wird eine kontinuierliche M-Mode-Aufzeichnung vom Cavum des linken Ventrikels über die Mitralklappe zur Herzbasis hin zur Vermessung des linken Herzens durchgeführt (s. Abb. **7**). Die Parameter des rechten Herzens lassen sich jedoch in dieser Schnittebene nicht standardisiert vermessen.

> Die eindimensionale Echokardiographie (M-Mode) sollte aus dem optimierten zweidimensionalen Schnittbild aufgezeichnet werden, um eine Fehlvermessung des linken Ventrikels zu vermeiden.

Parasternale kurze Achse

Die Aufzeichnung der parasternalen kurzen Achse erfolgt durch eine Drehung des Schallkopfes um 90° im Uhrzeigersinn aus der Längsschnittebene heraus. Durch entsprechende Kippung des Schallkopfes in Richtung Aorta bzw. Mitralklappe und Papillarmuskel sind unterschiedliche Schnittebenen darzustellen. Die Anlotung des Herzens in der linksparasternalen kur-

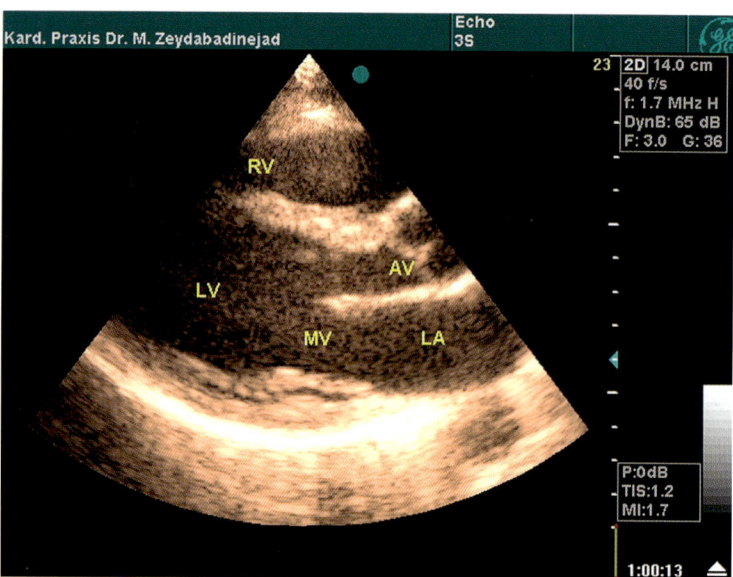

Abb. **8.1**   Parasternale lange Achse. Normalbefund.

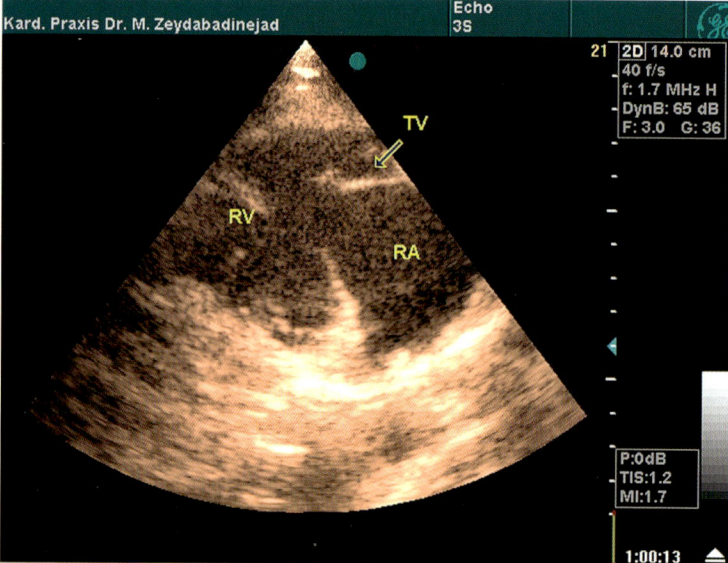

Abb. **8.2**   Linksparasternaler modifizierter Zweikammerblick des rechten Herzens (aus der parasternalen langen Achse heraus nach lateral gekippt). Normalbefund.

zen Achse in Höhe der Herzbasis ermöglicht eine Darstellung der Aortenklappe (erkennbar als ein „umgekehrter Mercedes-Stern") des rechten Vorhofes, der Trikuspidalklappe, des rechtsventrikulären Ausflusstraktes, der Pulmonalklappe und gelegentlich der Bifurkation der Pulmonalarterie in den rechten und linken Pulmonalarterienast (s. Abb. **6**).

In der parasternalen kurzen Achse in Höhe der Aortenklappe ist eine gute Darstellung der Pul-monalklappe mit entsprechender dopplerechokardiographischer Untersuchung und Bestimmung der Akzelerationszeit und der rechtsventrikulären Ejektionszeit möglich (Erläuterung im folgenden Kapitel). Die Pulmonalarterie und die Pulmonalklappe sind bei Jugendlichen besonders deutlich aus dem parasternalen Querschnitt darzustellen (s. Abb. **8.8**). Das Messvolumen des PW-Dopplers wird in der Mitte der Pulmonalklappe auf der Klappenebene positioniert.

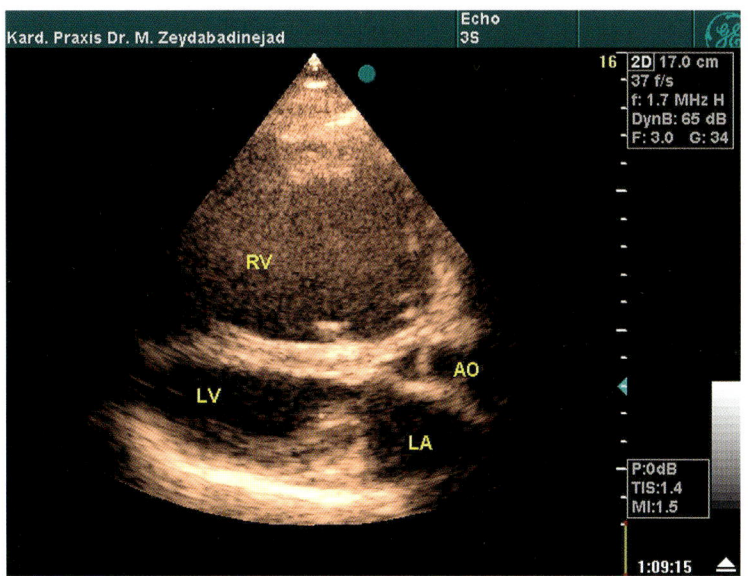

Abb. **8.3** Parasternale lange Achse bei einem Patienten mit Ebstein-Anomalie mit erheblicher Dilatation der rechten Herzhöhlen und apikaler Verlagerung der Trikuspidalklappe.

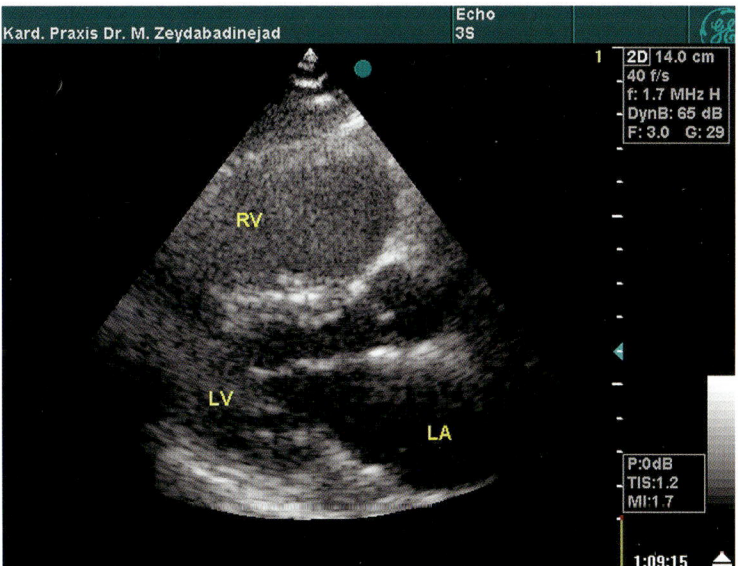

Abb. **8.4** Vergrößerung des rechten Ventrikels mit mäßiger pulmonaler arterieller Hypertonie im Rahmen eines bedeutsamen ASD II mit Links-rechts-Shunt.

Linksparasternale lange Achse des rechten Herzens („Zweikammerblick des rechten Herzens")

Die linksparasternale lange Achse des rechten Herzens lässt sich durch Kippung des Schallkopfes aus der standardisierten parasternalen langen Achse nach lateral (links) (Abb. **6** u. **8.2**) darstellen. Dabei können der rechte Vorhof und der rechte Ventrikel mit der Trikuspidalklappe beur-

teilt werden. Ebenfalls aus der Querschnittebene in Höhe der Aortenklappe durch das Kippen des Schallkopfes nach lateral (links) ist eine Darstellung des rechten Herzens mit Einfluss- und Ausflusstrakt möglich. Hierbei ist eine relativ genaue Beurteilung der Trikuspidalklappe und ggf. die Dokumentation einer Trikuspidalklappeninsuffizienz mit Einschätzung des systolischen Pulmonalarteriendrucks möglich (s. a. Abb. **6**, **8.5** und **8.10**).

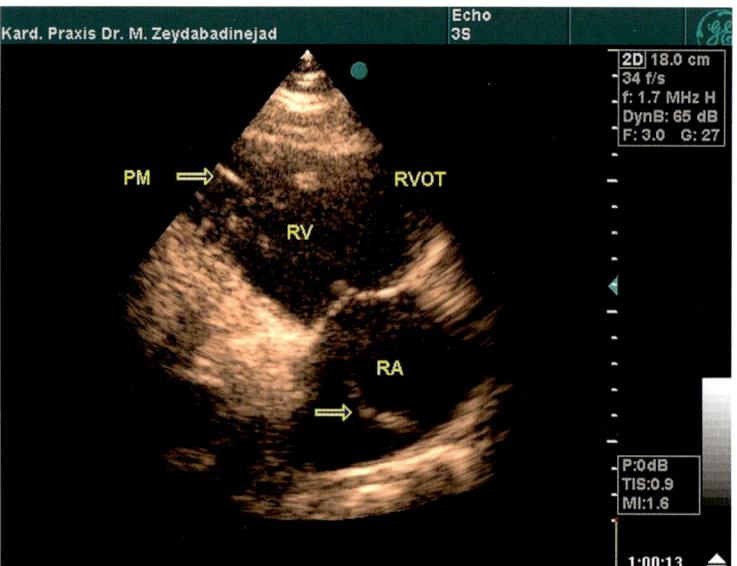

Abb. **8.5** Zweikammerblick des rechten Herzens mit Dilatation der rechten Herzhöhlen bei einem Patienten mit COPD und Zustand nach Schrittmacherimplantation. (Die Pfeile zeigen auf die Schrittmachersonden.)

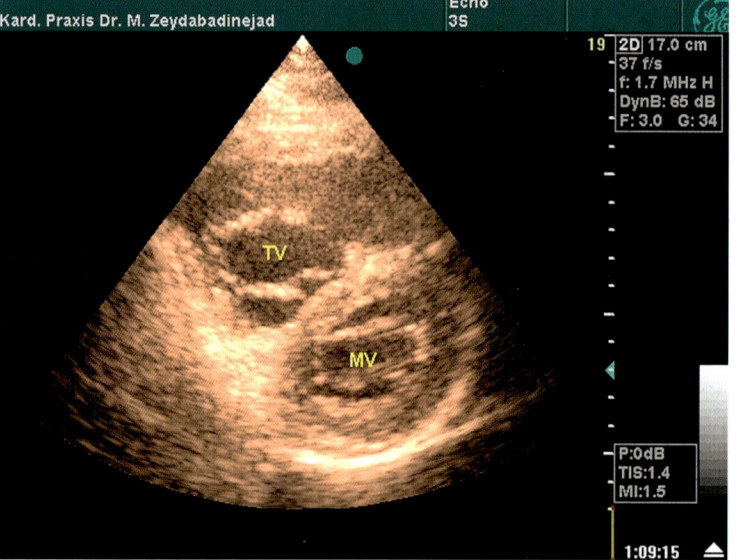

Abb. **8.6** Simultane Darstellung der Trikuspidal- und der Mitralklappe in der parasternalen kurzen Achse in Höhe der Mitralklappe bei einem Patienten mit schwerer pulmonaler Hypertonie (sPAP 110 mmHg) und deutlicher Verdickung der rechtsventrikulären freien Wand (schallkopfnah).

Die echokardiographischen Abbildungen **8.1** bis **8.10** stellen anhand der parasternalen Anlotung sowohl normale als auch pathologische Befunde bei unterschiedlichen Krankheitsbildern dar.

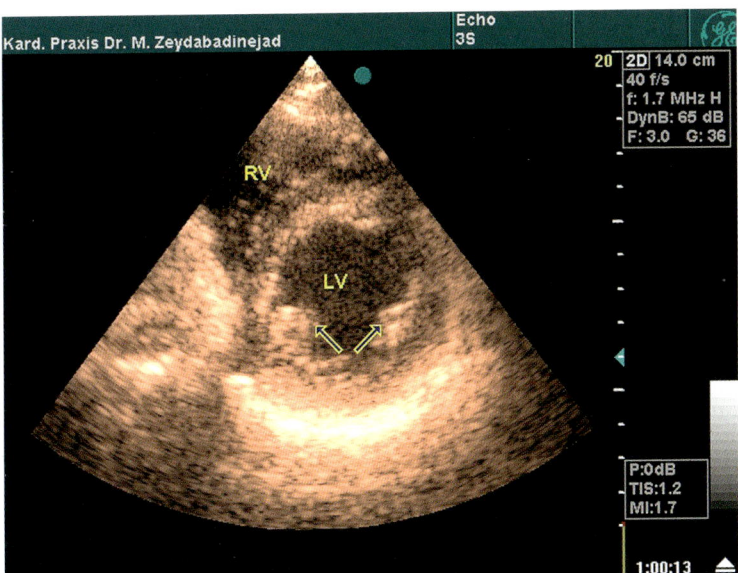

Abb. **8.7** Parasternale kurze Achse im Bereich der Papillarmuskeln (siehe Pfeile). Normalbefund.

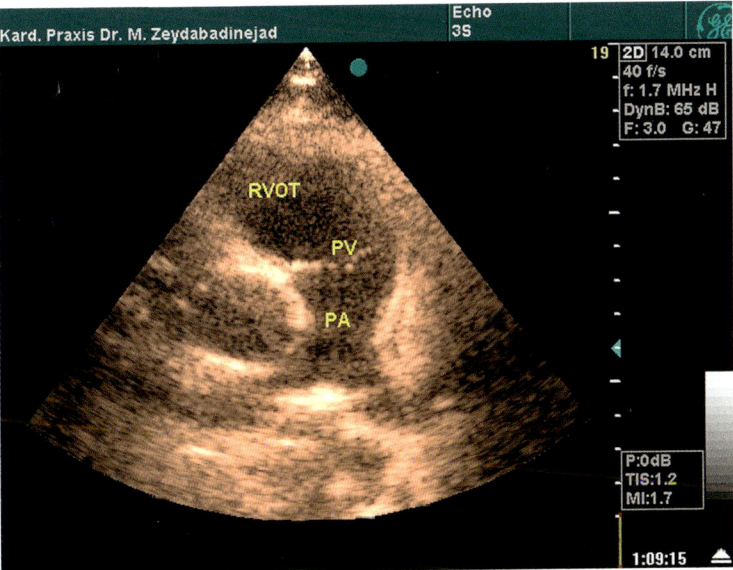

Abb. **8.8** Darstellung des rechtsventrikulären Ausflusstraktes (RVOT) mit Pulmonalklappe und Pulmonalarterie in parasternaler kurzer Achse in Höhe der Aortenklappe.

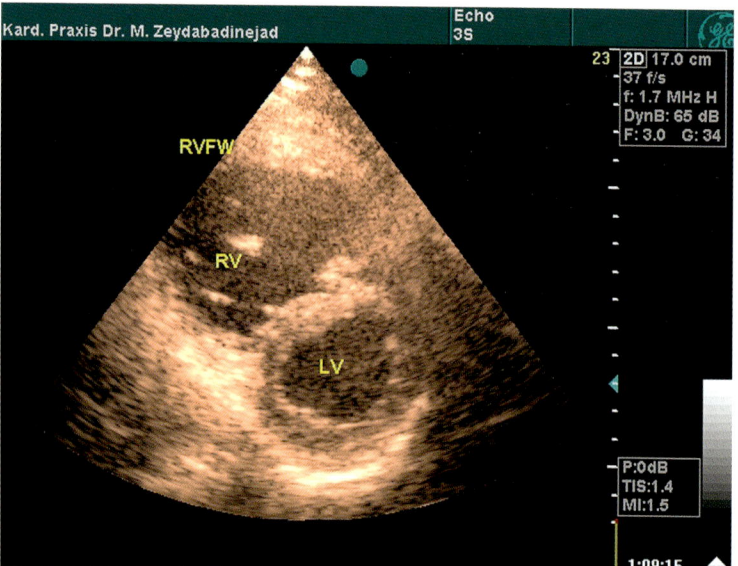

Abb. 8.9 Parasternale kurze Achse – hochgradige pulmonale Hypertonie mit deutlich vergrößertem rechten Ventrikel, Septumabflachung und Hypertrophie der rechtsventrikulären freien Wand (RVFW).

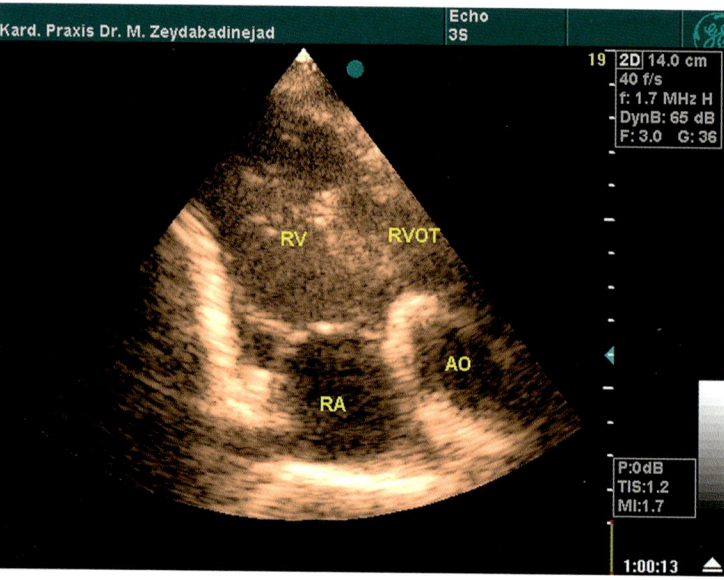

Abb. 8.10 Modifizierte parasternale kurze Achse zur Darstellung der rechten Herzhöhlen und des RVOT (Schallkopf nach lateral gekippt). Normalbefund.

Apikale Schnittebenen

Apikaler 2-, 3-, 4- und 5-Kammerblick

Hier wird der Schallkopf im Bereich des Herzspitzenstoßes, etwa im 5. Interkostalraum in der medioklavikularen bis vorderen Axillarlinie aufgesetzt. Beim apikalen Vierkammerblick wird der Schallkopf um 90° im Uhrzeigersinn zur parasternalen langen Herzachse gedreht. Diese Schnittebene ermöglicht eine simultane Beurteilung der Morphologie und Funktion der rechten und linken Kammer sowie des rechten und linken Vorhofes. Die Beurteilbarkeit des rechten Ventrikels ist jedoch aufgrund der unvollständigen Darstellbarkeit eingeschränkt. Hierbei kann die Größe der rechten und linken Herzhöhlen grob miteinander verglichen werden (RV/LV; RA/LA). Ferner lassen sich das intraventrikuläre und das intraatriale Septum (IVS und IAS) optimal darstellen. Ein dopplerechokardiographischer Shunt-Nachweis ist jedoch aufgrund des ungünstigen Dopplerwinkels (90°) nicht optimal. Durch Drehung des Schallkopfes um ca. 60–70° entgegen dem Uhrzeigersinn lässt sich der „Zweikammerblick des linken Herzens" darstellen. Diese Schnittebene ermöglicht eine Beurteilung des linken Ventrikels insbesondere der anterioren und inferioren Wandanteile sowie des linken Vorhofes.

Durch eine weitere Drehung entgegen dem Uhrzeigersinn kommt die apikale lange Achse oder der so genannte „Dreikammerblick" (RAO-Äquivalent) zum Vorschein. Im Prinzip entspricht diese Schnittebene der parasternalen langen Achse, bietet aber den Vorteil der besseren Beurteilbarkeit der apikalen Anteile des linken Ventrikels. Der so genannte „Fünfkammerblick" lässt sich durch eine Drehung des Schallkopfes von 30° im Uhrzeigersinn oder in leicht nach unten gekippter Position ausgehend vom Vierkammerblick darstellen.

Der „Fünfkammerblick" stellt eine Ebene zwischen dem Vierkammerblick und dem seitenverkehrten Dreikammerblick dar. Im Vier- und im Fünfkammerblick kommt der Bulbus aortae (als „5. Kammer") zum Vorschein.

In allen apikalen Schnittebenen ist eine vollständige Darstellung der Herzspitze nicht möglich, daher sollte bei Verdacht auf eine apikale Thrombenbildung bzw. auf eine umschriebene Wandbewegungsstörung (apikal) eine modifizierte Darstellung der Herzspitze erfolgen. Die Darstellung der Herzspitze kann durch ein Kippen des Schallkopfes nach kranial aus allen apikalen Schnittebenen erfolgen.

Im Zweikammerblick ist die Beurteilung der Mitralklappe und des posterioren Papillarmuskels des linken Ventrikels möglich.

Die folgenden Abbildungen zeigen die apikalen Schnittebenen und auch deren Zuordnung zum parasternalen Querschnitt (Abb. **9** und **10**). Dabei sollte auf die Drehrichtung des Schallkopfes geachtet werden. Die dort angegebenen Drehwinkel stellen eine Orientierung dar und können aufgrund der individuellen anatomischen Verhältnisse abweichen.

In den folgenden Abbildungen **11.1 – 11.13** sind anhand der hier angewandten apikalen Anlotung sowohl normale als auch unterschiedlich pathologische Befunde zu erkennen.

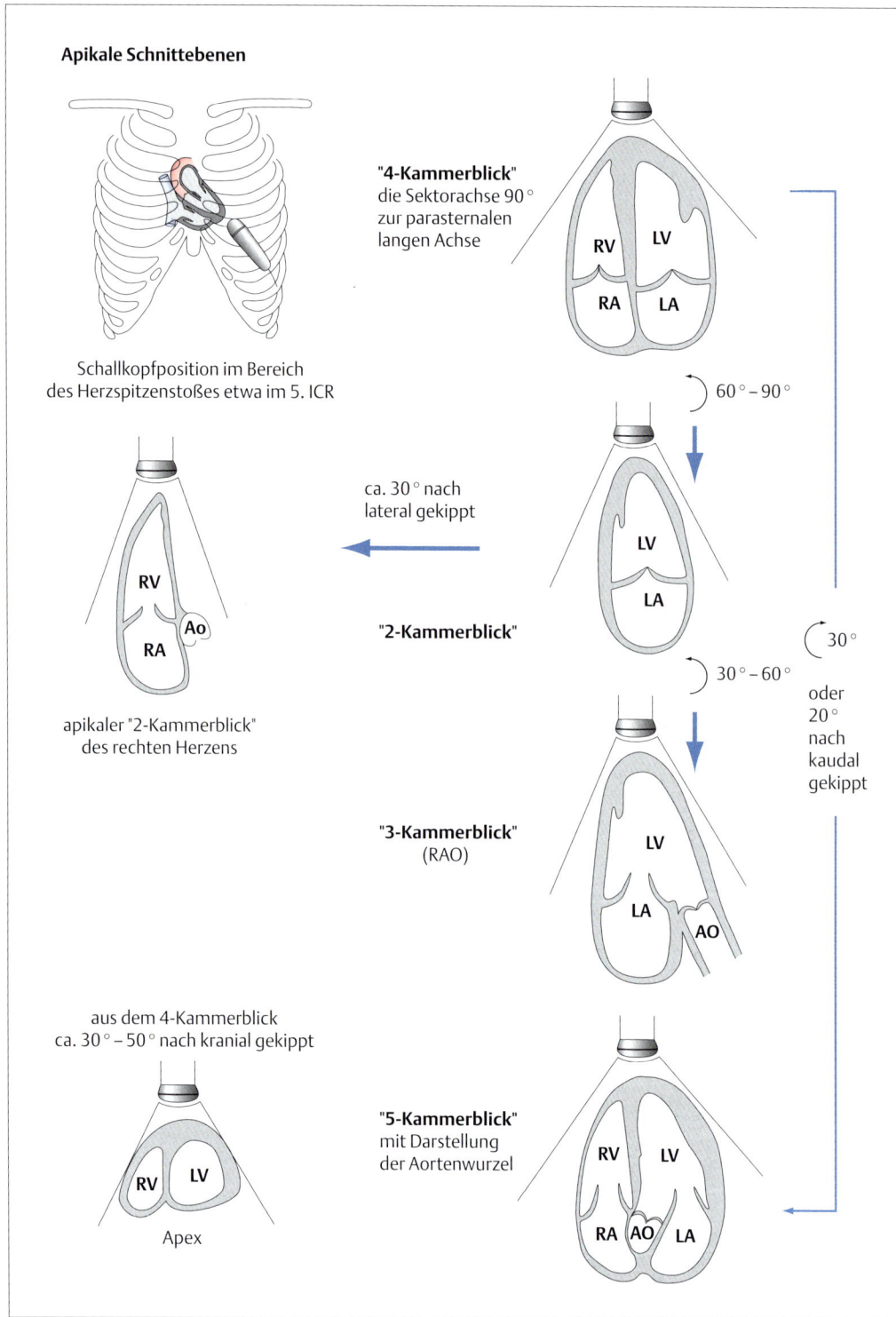

Apikale Schnittebenen

Schallkopfposition im Bereich
des Herzspitzenstoßes etwa im 5. ICR

"4-Kammerblick"
die Sektorachse 90°
zur parasternalen
langen Achse

RV   LV

RA   LA

60° – 90°

ca. 30° nach
lateral gekippt

LV

LA

"2-Kammerblick"

30°

oder
20°
nach
kaudal
gekippt

30° – 60°

apikaler "2-Kammerblick"
des rechten Herzens

RV

RA   Ao

"3-Kammerblick"
(RAO)

LV

LA   AO

aus dem 4-Kammerblick
ca. 30° – 50° nach kranial gekippt

RV   LV

Apex

"5-Kammerblick"
mit Darstellung
der Aortenwurzel

RV   LV

RA   AO   LA

Abb. **9**   Apikale Schnittebenen.

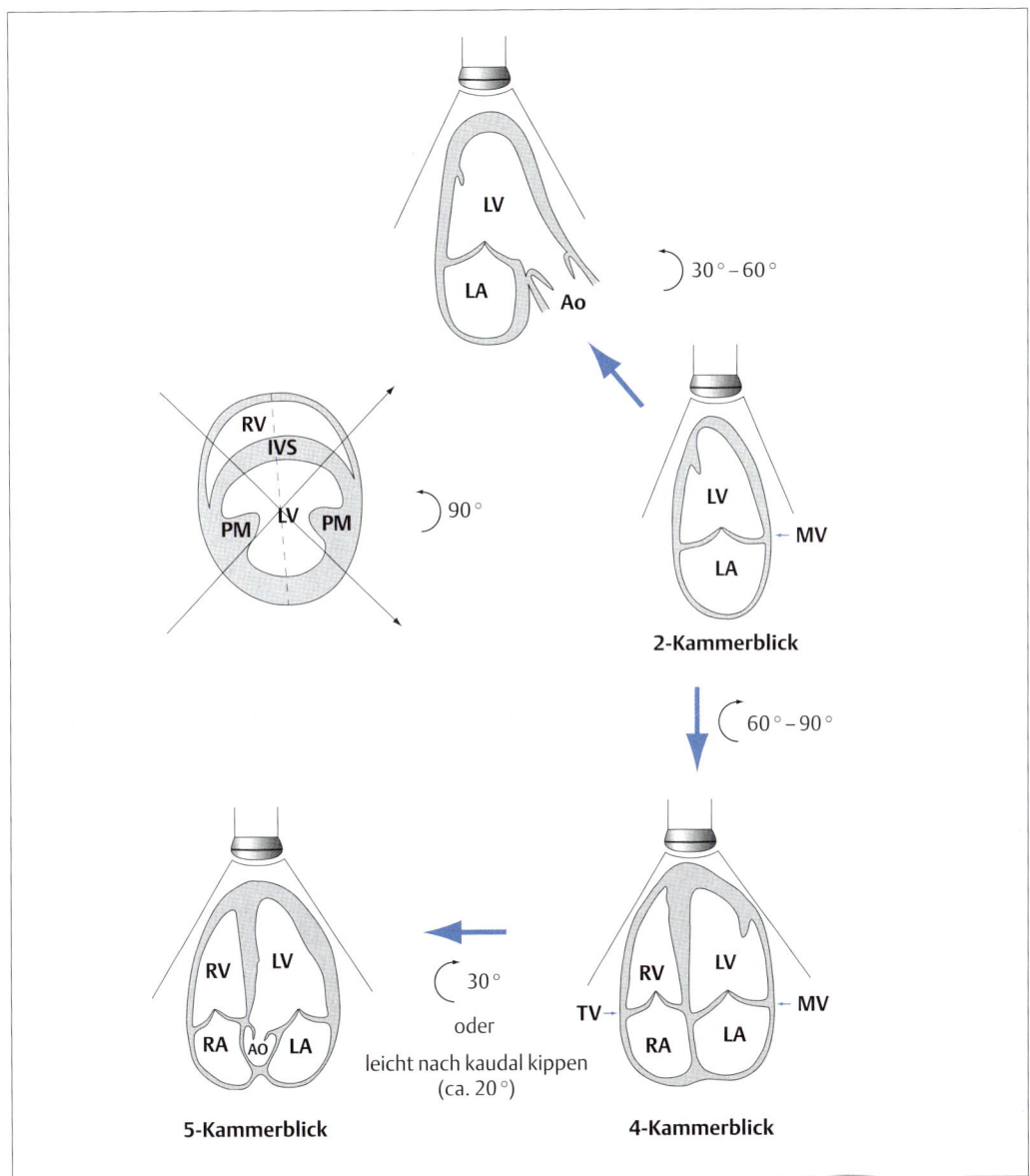

Abb. **10** Zuordnung der apikalen Schnittebenen zum parasternalen Querschnitt in Höhe der Papillarmuskelebene.

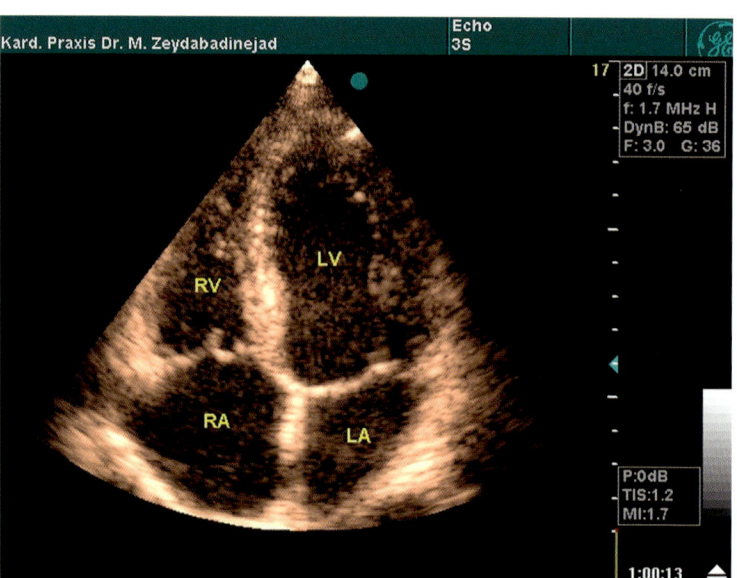

Abb. **11.1**   Apikaler Vierkammerblick. Normalbefund.

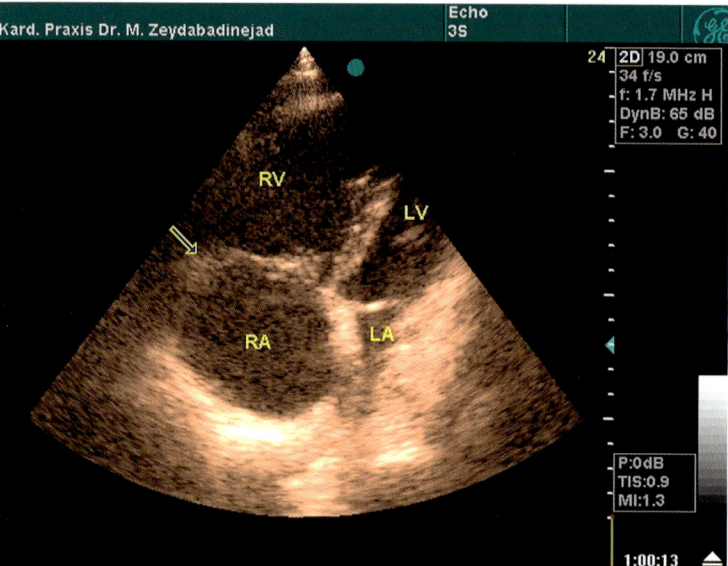

Abb. **11.2**   Hochgradige Dilatation der rechten Herzhöhlen mit deutlicher Verdrängung der linken Herzhöhlen, insbesondere des linken Vorhofs bei einem Patienten mit hochgradiger pulmonaler arterieller Hypertonie (sPAP > 90 mmHg; der Pfeil zeigt auf den Trikuspidalklappenring).

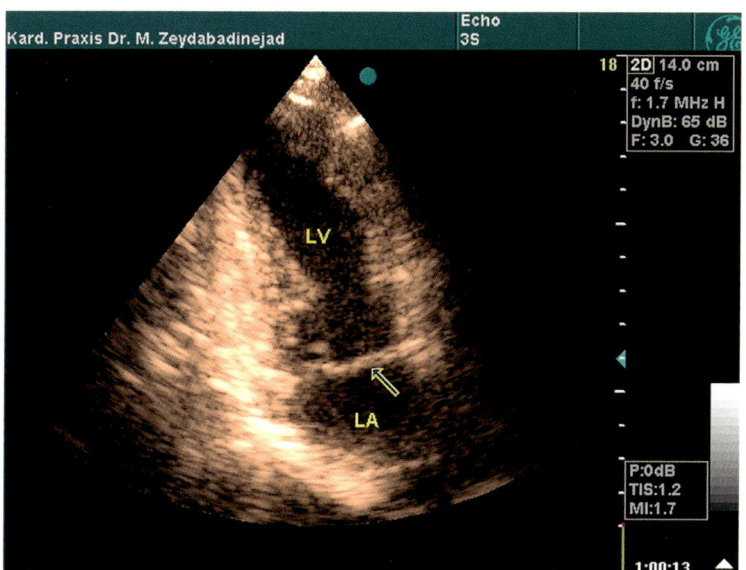

Abb. **11.3** Apikaler Zwei-kammerblick mit Darstellung der linken Herzhöhlen und der Mitralklappe (Pfeil), Normalbefund.

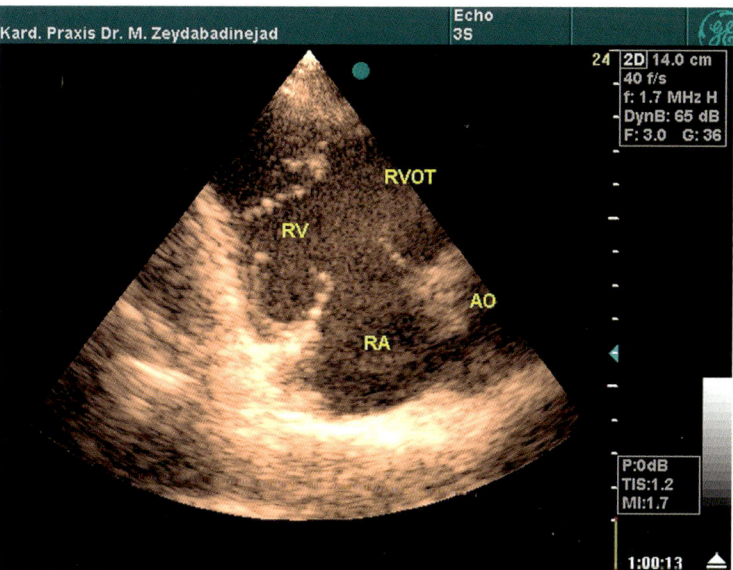

Abb. **11.4** Modifizierter apikaler Zweikammerblick (Schallkopf nach lateral gekippt) zur Darstellung der rechten Herzhöhlen und des RVOT. Normalbefund.

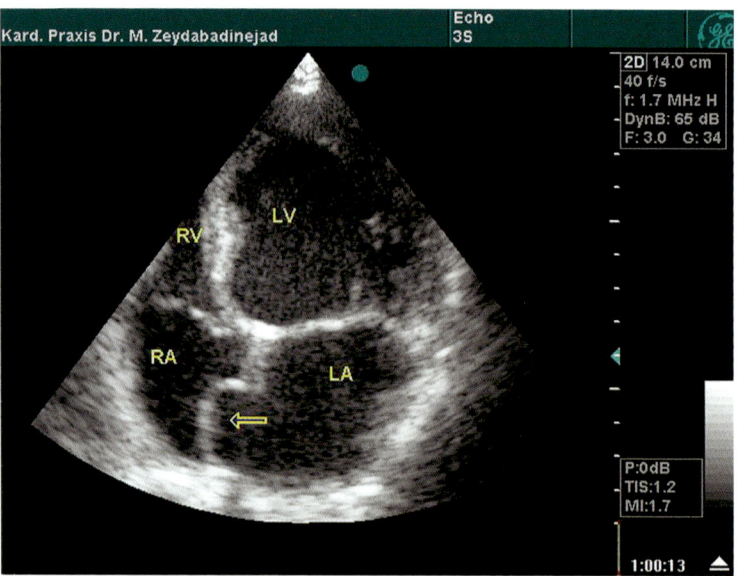

Abb. **11.5**   Apikaler Vierkammerblick. Patientin mit dilatativer Verlaufsform einer KHK und chronischem Vorhofflimmern. Es zeigt sich eine Vergrößerung des linken Ventrikels und des linken Vorhofs. Der Pfeil zeigt auf ein Vorhofseptumaneurysma.

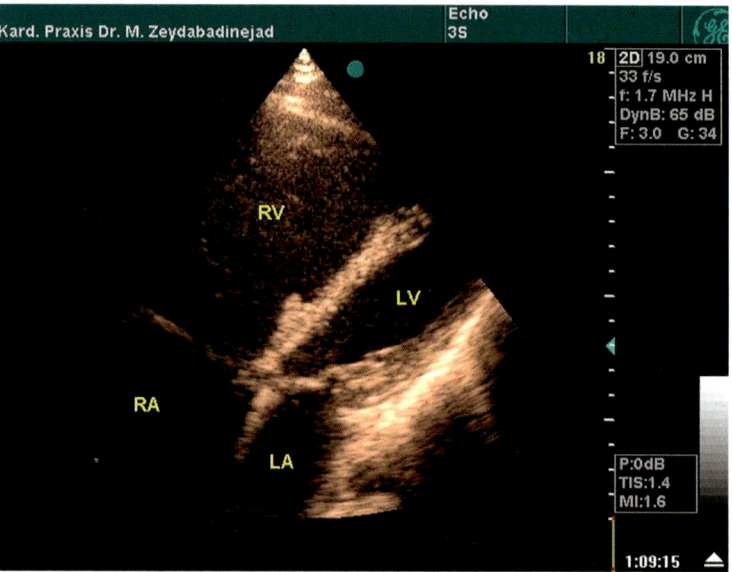

Abb. **11.6**   Apikaler Vierkammerblick. Erheblich vergrößerte rechte Herzhöhlen bei einem Patienten mit Ebstein-Anomalie.

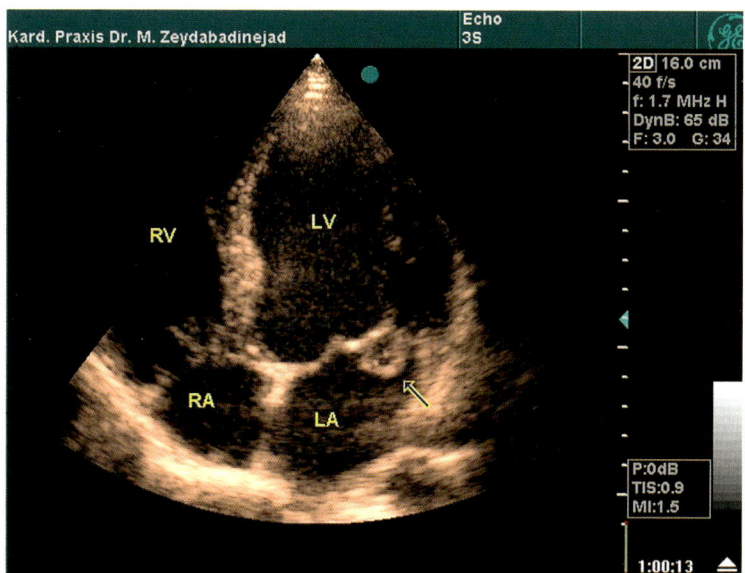

Abb. **11.7** Hochgradige Mitralklappeninsuffizienz mit Prolaps (Pfeil) des hinteren Mitralklappensegels bei einem jungen Patienten mit anamnestisch Zustand nach Endokarditis.

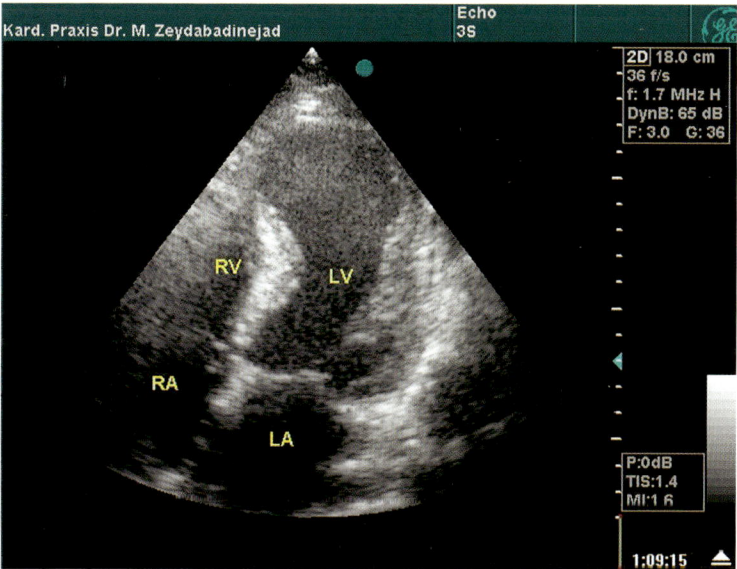

Abb. **11.8** Apikaler Vierkammerblick bei einem Patienten mit apikalem Aneurysma bei Zustand nach Vorderwandinfarkt. Kein Nachweis einer apikalen Thrombenbildung. Normal große rechte Herzhöhlen.

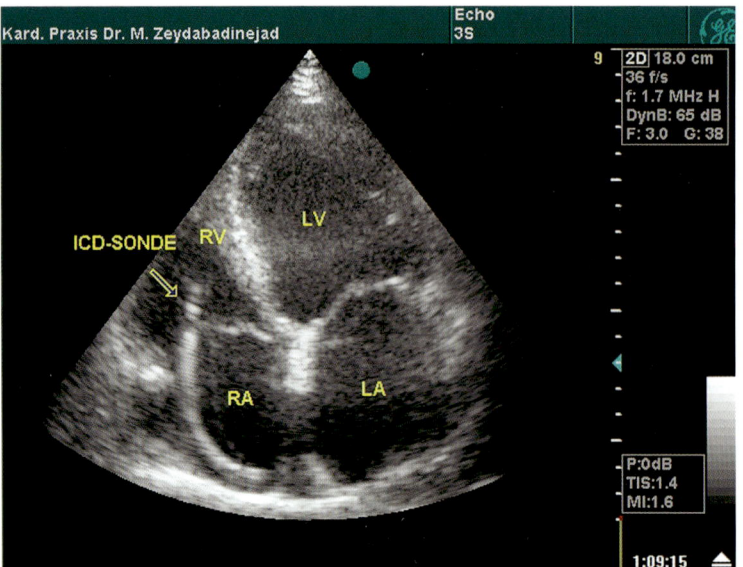

Abb. **11.9**   Apikaler Vierkammerblick. Deutlich vergrößerte linke Herzhöhlen bei dilatativer Verlaufsform einer koronaren Mehrgefäßerkrankung, leicht vergrößerte rechte Herzhöhlen mit Darstellung der ICD-Sonde (Zustand nach Kammerflimmern).

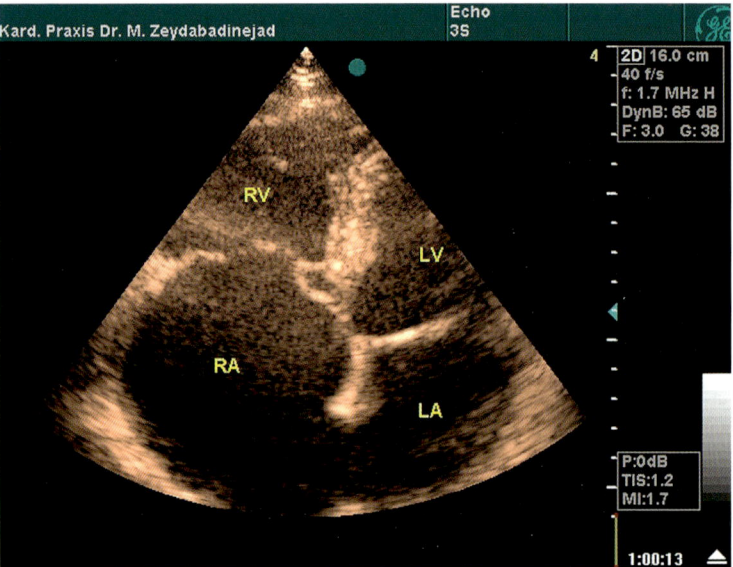

Abb. **11.10**   Apikaler Vierkammerblick bei einem Patienten mit COPD und chronischem Vorhofflimmern mit deutlicher Vergrößerung der Vorhöfe und mäßiger Vergrößerung des rechten Ventrikels. Der sPAP beträgt ca. 40 mmHg.

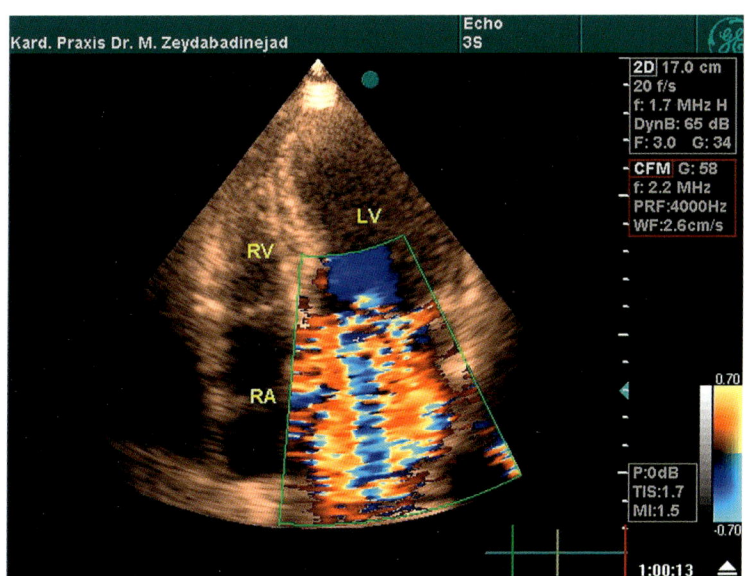

Abb. **11.11** Apikaler Vierkammerblick bei einem Patienten mit hochgradiger Mitralklappeninsuffizienz Grad IV bei Zustand nach Endokarditis. Der breite Regurgitationsjet füllt die gesamte LA-Fläche aus und zeigt ein ausgeprägtes Alias-Phänomen.

Subkostale Schnittebenen

Subkostaler Vierkammerblick

Der subkostale Vierkammerblick setzt eine Rückenlage des Patienten mit aufgestellter und angewinkelter Beinlage voraus. Der Schallkopf wird subkostal im epigastrischen Winkel aufgesetzt.

Die Schnittebene zeigt schallkopfnah den linken Leberlappen und bei tiefer Inspiration den subkostalen Vierkammerblick. In diesem Blick ist eine Beurteilung des Vorhofes und des Ventrikelseptums insbesondere bei Verdacht auf einen Shunt sowohl auf Vorhof- als auch auf Ventrikelebene aufgrund des günstigen Dopplerwinkels möglich (siehe Abb. **12**.1 und auch Abb. **3**).

Bei Erkrankung des rechten Herzens und bei Lungenemphysem mit Zwerchfelltiefstand ist eine aussagekräftige Darstellung des Herzens, insbesondere des rechtsventrikulären Ausflusstraktes oft möglich. Auch bei beatmeten Patienten mit eingeschränkter Lagerungsfähigkeit ist die subkostale Schnittebene meist das einzige beschallbare Fenster.

Durch eine Drehung des Schallkopfes um einen Winkel von 90° im Uhrzeigersinn zur vorangegangenen Vierkammerschnittebene lässt sich eine subkostale kurze Achse darstellen. Bei Verdacht auf eine Rechtsherzbelastung sollte eine Stauung bzw. ein Fehlen des inspiratorischen Kollaps der Vena cava inferior in dieser Schnittebene beurteilt werden. Abb. **12**.1 zeigt die subkostalen Schnittebenen.

Abb. **13.1 – 13.3** stellen die subkostalen Schnittebenen dar.

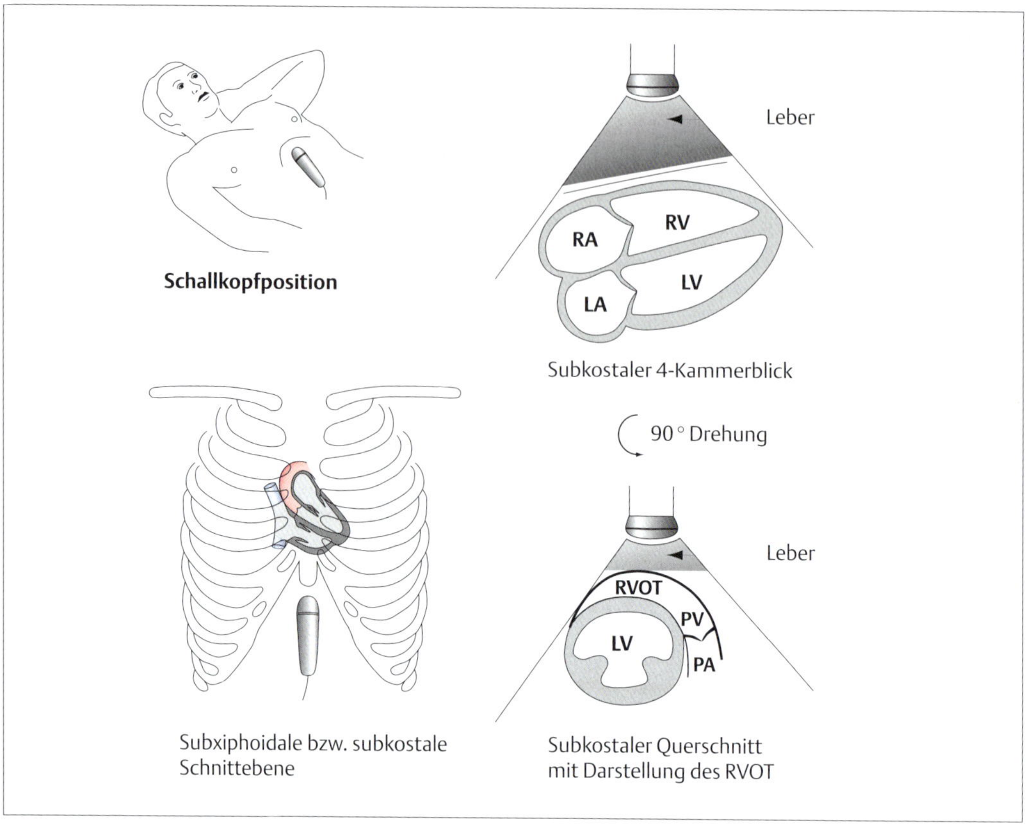

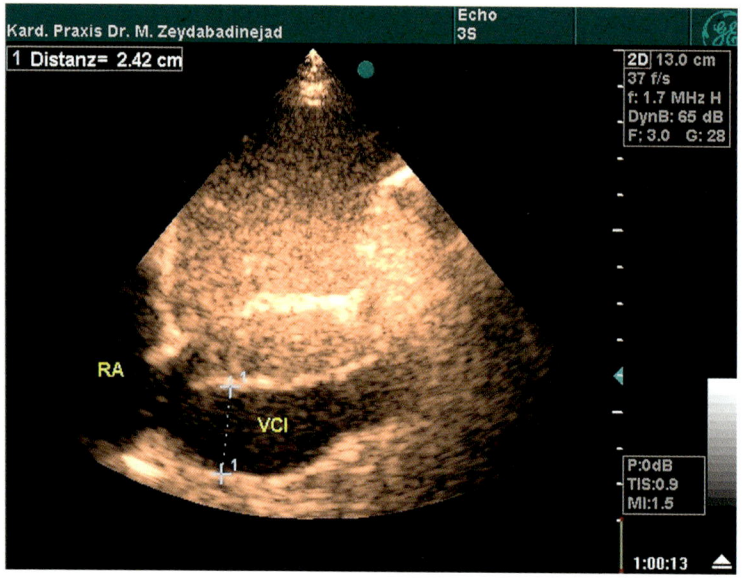

Schallkopfposition
Leber
RA
RV
LA
LV
Subkostaler 4-Kammerblick
90 ° Drehung
Leber
RVOT
PV
LV
PA
Subxiphoidale bzw. subkostale Schnittebene
Subkostaler Querschnitt mit Darstellung des RVOT

Abb. **12.1** Subkostale Schnittebenen.

Kard. Praxis Dr. M. Zeydabadinejad
Echo
3S
1 Distanz= 2.42 cm
2D 13.0 cm
37 f/s
f: 1.7 MHz H
DynB: 65 dB
F: 3.0 G: 28
RA
VCI
P:0dB
TIS:0.9
MI:1.5
1:00:13

Abb. **12.2** Deutliche Dilatation der Vena cava inferior mit fehlendem inspiratorischen Kollaps bei einem Patienten mit hochgradiger pulmonaler arterieller Hypertonie.

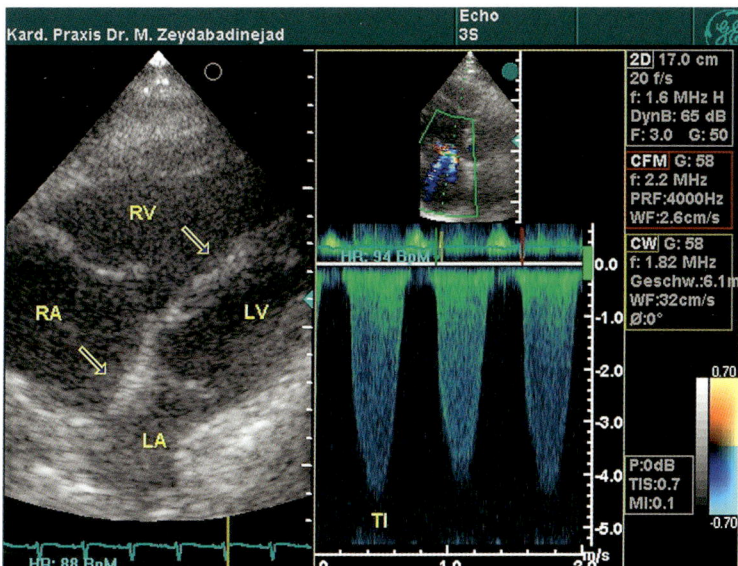

Abb. **13.1** Subkostaler Vierkammerblick bei einer Patientin mit pulmonaler arterieller Hypertonie (PAH) mit deutlicher Dilatation der rechten Herzhöhlen (sPAP > 70 mmHg).

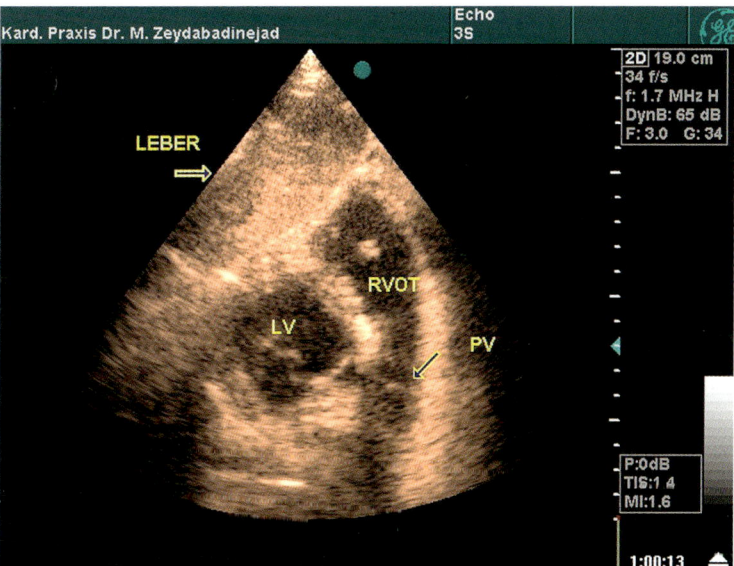

Abb. **13.2** Subkostaler Querschnitt mit Darstellung des RVOT und der Pulmonalklappe. Normalbefund.

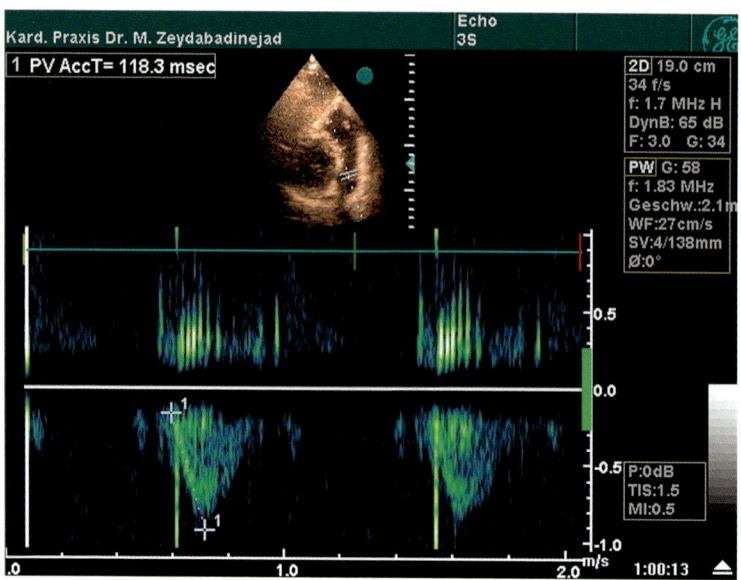

Abb. **13.3** Subkostaler Querschnitt mit Darstellung des PW-Doppler-Profils im Bereich der Pulmonalklappe. Die Akzelerationszeit (PV AccT: 118,3 ms) liegt im Normbereich.

Suprasternale Schnittebenen

Um die suprasternalen Schnittebenen darzustellen, ist eine Rückenlage des Patienten mit überstrecktem Kopf (Kissen unter den Schultern) und eine Aufsetzung des Schallkopfes ins Jugulum notwendig.

Suprasternale Beschallung parallel zum Aortenbogen

Diese Schnittebene ist bei der Beurteilung des Aortenbogens bei folgenden Krankheitsbildern von besonderer Bedeutung: Verdacht auf ein Aortenaneurysma, eine Aortendissektion, eine Aortenisthmusstenose, ein Thrombusnachweis in der Pulmonalarterie sowie bei Verdacht auf eine Ektasie der Pulmonalarterie u. a.

Suprasternale Beschallung quer zum Aortenbogen

Durch eine Drehung des Schallkopfes im Winkel von 90° im Uhrzeigersinn zur vorausgegangenen Ebene kann gelegentlich der Truncus pulmonalis mit Aufteilung in die linke und rechte Pulmonalarterie dargestellt werden. Die Aorta tritt dann kreisrund und schallkopfnah in Erscheinung.

Abb. **14** und Abb. **15** zeigen die suprasternale Schnittebene.

Rechtsparasternaler Zugang (in Rechtsseitenlage)

In dieser Schnittebene ist bei einer Aortenstenose eine Quantifizierung des Stenosegrades mittels CW-Doppler anzustreben. Die Anlotung erfolgt von rechtsparasternal etwa im dritten Interkostalraum in Rechtsseitenlage (siehe auch Abb. **5**).

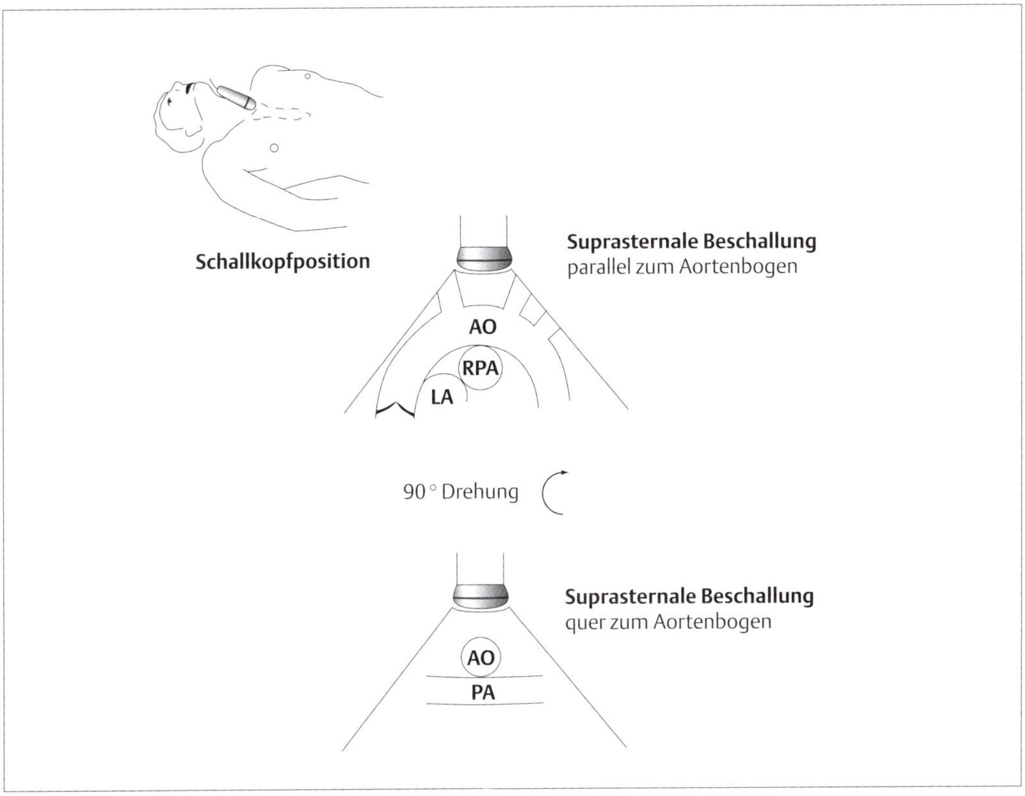

Schallkopfposition

Suprasternale Beschallung
parallel zum Aortenbogen

AO

RPA

LA

90° Drehung

Suprasternale Beschallung
quer zum Aortenbogen

AO

PA

Abb. **14** Suprasternale Schnittebene.

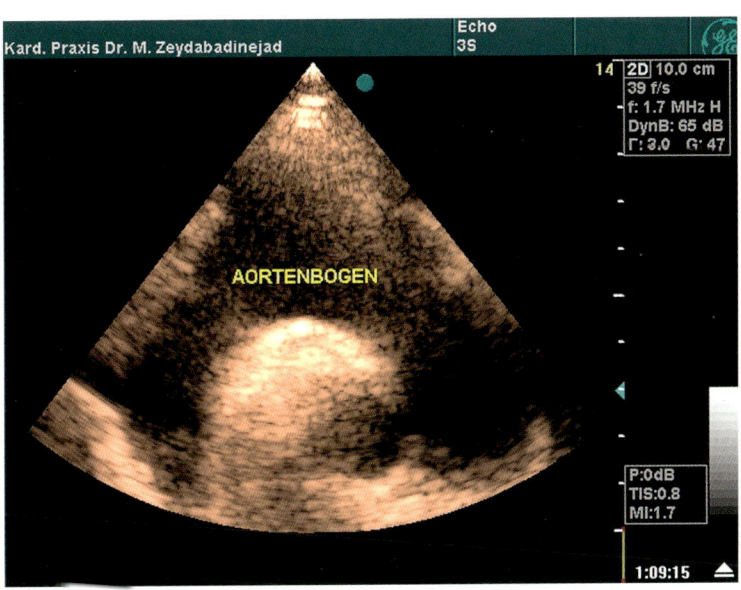

Abb. **15** Suprasternale Anlotung mit Darstellung des Aortenbogens.

Typische Schnittebenen zur Beurteilung des rechten Ventrikels

Die **linksparasternale** Anlotung lässt nur eine begrenzte Beurteilung der Größe oder Funktion des rechten Ventrikels zu. Die Standardschnittebene zeigt lediglich den Ausflusstrakt des rechten Ventrikels. In der parasternalen kurzen Achse kann bei Verdacht auf eine Rechtsherzbelastung mit Abflachung des Septums (IVS) der so genannte LV-Exzentrizitäts-Index (LV-EI) bestimmt werden (Abb. **16.1**).

Zusätzlich zu den Standarduntersuchungen in der Längsachse und in den Querachsenebenen sollte parasternal durch eine seitliche Kippung des Schallkopfes eine Längsdarstellung des rechtsventrikulären Einflusstraktes mit Trikuspidalklappe sowie des rechten Vorhofs erfolgen. Diese Schnittebene ermöglicht somit einen **„Zweikammerblick" des rechten Herzens**. Die Funktion und Morphologie der Trikuspidalklappe lässt sich oft ebenfalls aus dieser Schnittebene ausreichend beurteilen.

Im apikalen Vierkammerblick kann der Hauptanteil des rechten Ventrikels gemessen werden. Hier ist auf einen Blick ein grober Vergleich mit dem linken Ventrikel möglich (RV/LV).

Im Vierkammerblick ist keine ausreichende Darstellung der gesamten Apexregion möglich, daher sollte der Apex durch eine modifizierte Schnittebene (ca. 30° gekippt nach kranial aus allen apikalen Schnittebenen) dargestellt werden.

Beim apikalen und subkostalen Vierkammerblick ist bei grenzwertig pathologischen Veränderungen eine quantitative Beurteilung der Größe und der Funktion des rechten Ventrikels jedoch nur eingeschränkt möglich, da beim normal großen Herzen der rechte Ventrikel halbmondförmig vor dem linken Ventrikel liegt und nicht vollständig dargestellt werden kann.

Im Vierkammerblick beträgt beim Herzgesunden die Fläche des rechten Ventrikels knapp ⅔ des linken Ventrikels.

TAPSE (tricuspid annular plane systolic excursion):

Im aplikalen Vierkammerblick wird mittels M-Mode die TAPSE gemessen. Diese entspricht der Distanz der Bewegung des Trikuspidalanulus von der Enddiastole zur Endsystole (normal > 20 mm) (s. Abb. 16.**1**, 16.**5**, 16.**6**).

Der rechtsventrikuläre Einflusstrakt liegt zwischen dem Anulus der Trikuspidalklappe und dem proximalen Teil des rechten Ventrikels. In der modifizierten parasternalen Längsachse sowie im apikalen Vierkammerblick lassen sich die Durchmesser der Einstrombahn bestimmen. In der oben beschriebenen modifizierten parasternalen langen Achse ist meist der größte Durchmesser der Einflussbahn darzustellen.

Der rechtsventrikuläre Ausflusstrakt lässt sich in der klassischen parasternalen Längsachse und in der kurzen Achse darstellen, wobei die längste Dimension der rechtsventrikulären Ausflussbahn in der Regel im parasternalen Längsschnitt anzutreffen ist.

Bei einer Volumen- und Druckbelastung des rechten Ventrikels ist aufgrund einer gleichzeitigen Rotation des rechten Ventrikels mit Verlagerung des rechten Herzens vor das linke Herz, eine verbesserte linksparasternale Anschallung möglich.

Bei **Verdacht auf eine Lungenembolie** sollten u. a. intraatriale und intraventrikuläre Thromben ausgeschlossen werden. Hierbei sollte man den Einfluss- und den Ausflusstrakt, die Pulmonalarterie sowie die apikalen Anteile des rechten Ventrikels von unterschiedlichen Anlotungspunkten darstellen.

Die Strömungsverhältnisse in der V. cava inferior und in den großen Lebervenen sollten ebenfalls zur Beurteilung der Hämodynamik des rechten Herzens berücksichtigt werden.

Der Fluss im Bereich der Lebervenen und der V. cava inferior ist bei einer leichtgradigen Trikuspidalklappeninsuffizienz systolisch atrialwärts und bei einer hochgradigen Trikuspidalklappeninsuffizienz in der Systole ausgeglichen bzw. in Richtung der Leber nachzuweisen.

Ferner zeigt sich bei einer Rechtsherzbelastung ein verminderter inspiratorischer Kollaps der V. cava inferior bei oft gleichzeitiger Stauung der Lebervenen.

Abb. **16.2** zeigt die wichtigen echokardiographischen Veränderungen bei Rechtsherzbelastung im Vergleich zum Normalbefund. Die Bestimmung der Pulmonalklappen-Akzelerationszeit sowie des systolischen Pulmonalarteriendrucks anhand einer Trikuspidalklappeninsuffizienz wird im Folgenden näher beschrieben.

Eine semi-quantitative Abschätzung der pulmonalen arteriellen Hypertension ist, wie bereits besprochen, durch Bestimmung der **Pulmonalklappen-Akzelerationszeit** (PAT oder PVAccT) mittels PW-Doppler möglich. Eine Verkürzung der Akzelerationszeit unter 90 ms weist auf eine vermehrte Steifheit und eine verminderte Kapazität der Lungengefäßbahn hin.

Mittlerer und diastolischer PA-Druck

Der mittlere pulmonale arterielle Druck (mPAP) und der diastolische PA-Druck (PAP diast.) lassen sich bei Vorhandensein einer Pulmonalklappeninsuffizienz mittels Doppler-Sonographie im Bereich der Pulmonalklappe ermitteln. Den diastolischen Pulmonalarteriendruck (PAP diast.) erhält man aus dem enddiastolischen Druckgradienten, dem rechtsatrialen Druck und dem mittleren pulmonal-arteriellen Druck (mPAP) aus der Analyse des frühdiastolischen Druckgradienten (Abb. **16.3**).

Tei-Index (myocardial performance index)

Ein weiterer Parameter zur quantitativen Beurteilung der rechtsventrikulären Funktion ist der Tei-Index – auch bekannt als „myocardial performance index" (MPI). Die Bestimmung des Tei-Index erfolgt über die Bestimmung der Zeit des pulmonalen Ausstroms sowie der Zeit zwischen dem Ende und dem Beginn des trikuspidalen Einstroms. Der Tei-Index kann mittels PW-Doppler im RVOT (Pulmonalklappenfluss) und rechtsventrikulären Einfluss (Trikuspidalfluss) errechnet werden (normal < 0,40). Erhöhte Werte finden sich bei Patienten mit rechtsventrikulärer Dysfunktion. Der Index eignet sich auch zur Verlaufs-

kontrolle bei Erkrankungen des rechten Herzens (Abb. **16.4**). Der Tei-Index kann ebenfalls mittels TDI bestimmt werden.

Abschätzung des systolischen PA-Drucks (sPAP)

Mit dem CW-Doppler besteht die Möglichkeit einer quantitativen **Abschätzung des systolischen pulmonalen arteriellen Drucks** anhand von Regurgitationsjets an der Trikuspidalklappe im Vierkammerblick oder aber in den modifizierten parasternalen und apikalen Achsen. Anhand von Mapping des transtrikuspidalen Flusses oder mithilfe der Farbdopplerechokardiographie (FDE) lässt sich ein möglicher Regurgitationsjet nachweisen.

Der rechtsventrikuläre systolische Druck (RVPsys) lässt sich anhand der vereinfachten Bernoulli-Gleichung nach Halte und Angelson durch Messung der V_{max} der Regurgitation bei einer Trikuspidalklappeninsuffizienz berechnen.

$$RVPsys = 4 \times (V_{max})^2$$

Nach Abschätzung des rechtsatrialen Drucks entsprechend des zentralen Venendrucks (CVP = ZVD) mithilfe des Jugularvenenflusses oder aber auch des inspiratorischen Kollaps der V. cava inferior lässt sich der systolische pulmonale Druck bestimmen.

sPAP
= systolischer PA-Druck
= maximaler Druckgradient über der Trikuspidalklappe + geschätzter Zentralvenendruck (CVP = ZVD).

$$sPAP = 4 \times (V_{max})^2 + CVP$$

Abschätzung des rechtsatrialen Drucks und des zentralen Venendrucks (CVP = ZVD)

Der Fluss in der V. cava inferior ist abhängig vom rechtsatrialen Druck und von der Ventilation. Hierbei wird die V. cava inferior ein bis zwei Zentimeter vor Eintritt in den rechten Vorhof aufgesucht. Gemessen wird der Durchmesser der V. cava inferior bei Ruheatmung und nach maximaler Inspiration. Bei einem rechtsatrialen Druck von ca. 5 mmHg kollabiert die V. cava inferior um mehr als ca. 40 Prozent bei maximaler Inspiration im Vergleich zur Ruheatmung.

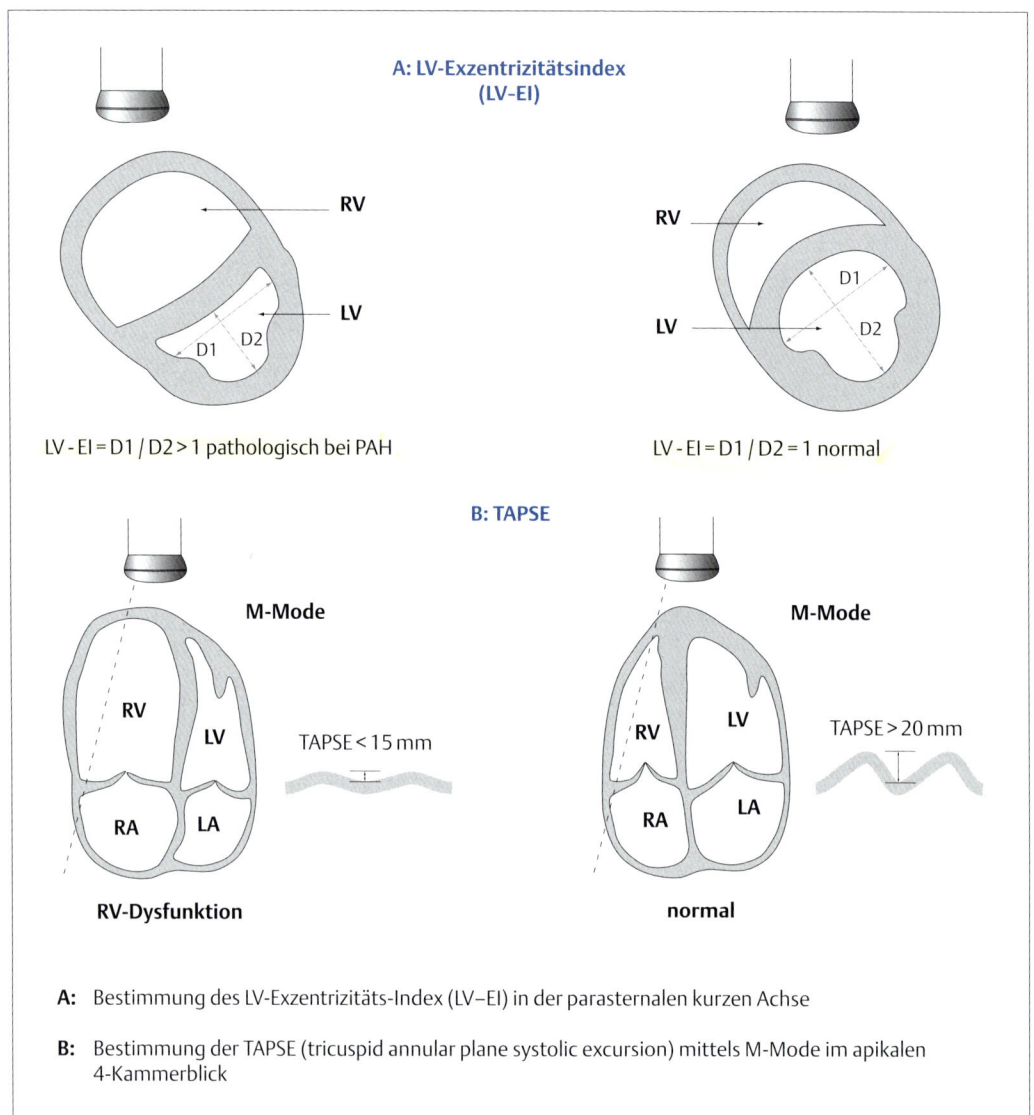

A: LV-Exzentrizitätsindex (LV-EI)

RV

LV

D1 D2

LV - EI = D1 / D2 > 1 pathologisch bei PAH

RV

LV

D1

D2

LV - EI = D1 / D2 = 1 normal

B: TAPSE

M-Mode

RV

LV

RA LA

TAPSE < 15 mm

RV-Dysfunktion

M-Mode

LV

RV

RA LA

TAPSE > 20 mm

normal

A: Bestimmung des LV-Exzentrizitäts-Index (LV–EI) in der parasternalen kurzen Achse

B: Bestimmung der TAPSE (tricuspid annular plane systolic excursion) mittels M-Mode im apikalen 4-Kammerblick

Abb. **16.1** Bestimmung des LV-Exzentrizitäts-Index und der TAPSE.

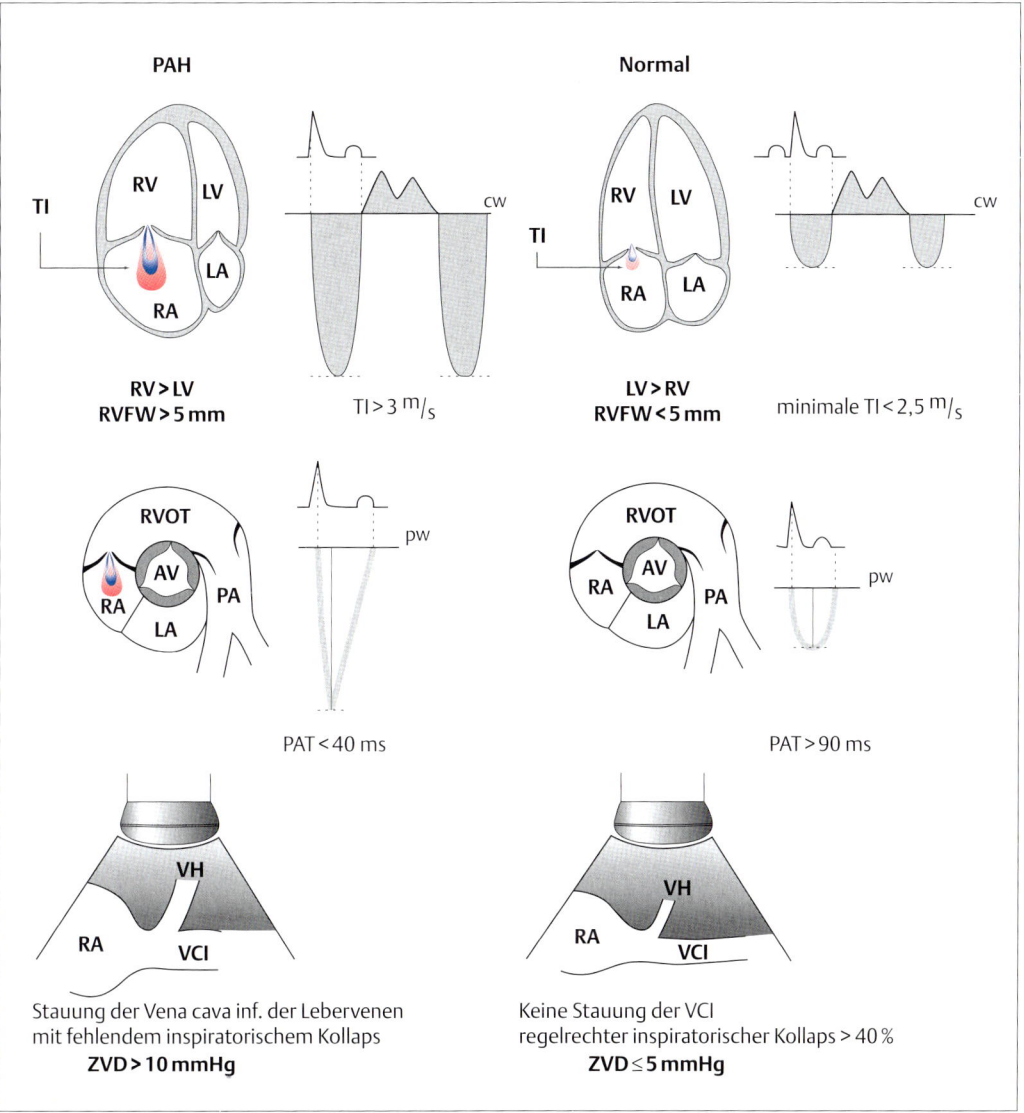

Abb. 16.2 Schematische Darstellung wichtiger echokardiographischer Veränderungen bei PAH im Vergleich zum Normalbefund.

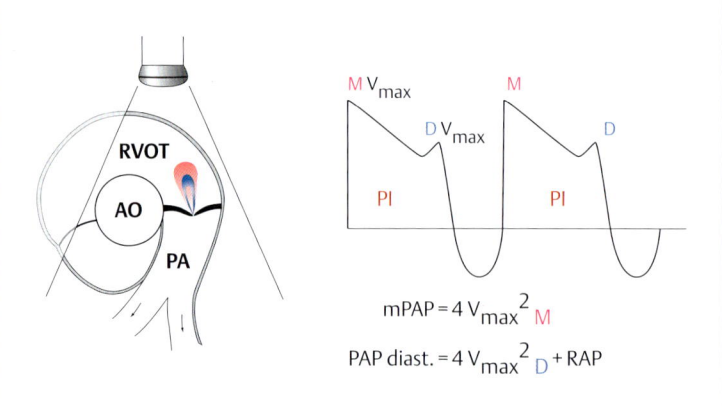

Der mittlere (mPAP) und der diastolische PA-Druck (PAP diast.) werden über die dopplersonographische Bestimmung des Druckgradienten zwischen der Pulmonalarterie und dem rechten Ventrikel bei Vorhandensein einer Pulmonalklappeninsuffizienz ermittelt.
Normalwerte für mPAP: Ruhe bis 25 mmHg, unter Belastung bis 30 mmHg.

Abb. 16.3 Bestimmung des mittleren und des diastolischen PA-Drucks.

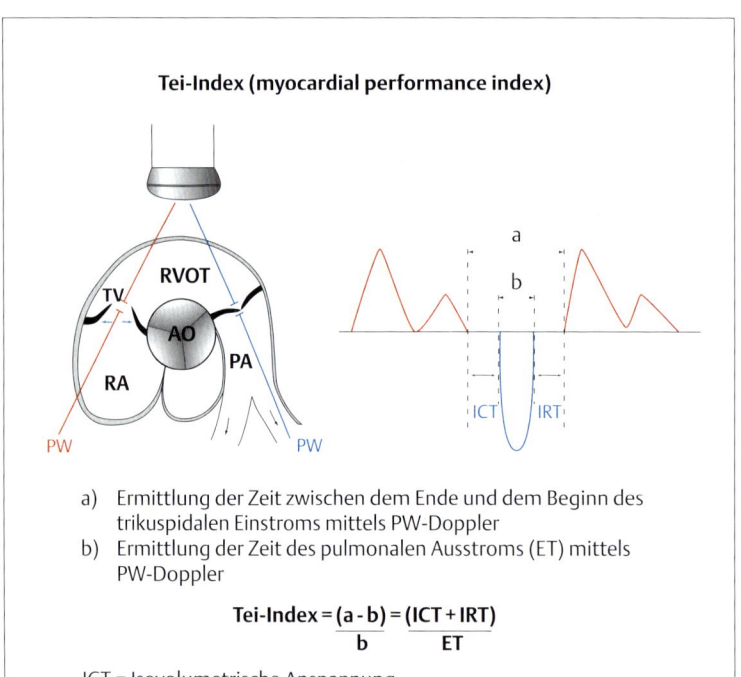

a) Ermittlung der Zeit zwischen dem Ende und dem Beginn des trikuspidalen Einstroms mittels PW-Doppler
b) Ermittlung der Zeit des pulmonalen Ausstroms (ET) mittels PW-Doppler

$$\text{Tei-Index} = \frac{(a - b)}{b} = \frac{(ICT + IRT)}{ET}$$

ICT = Isovolumetrische Anspannung
IRT = Isovolumetrische Entspannung

Abb. 16.4 Bestimmung des Tei-Index zur Beurteilung der rechtsventrikulären Funktion.

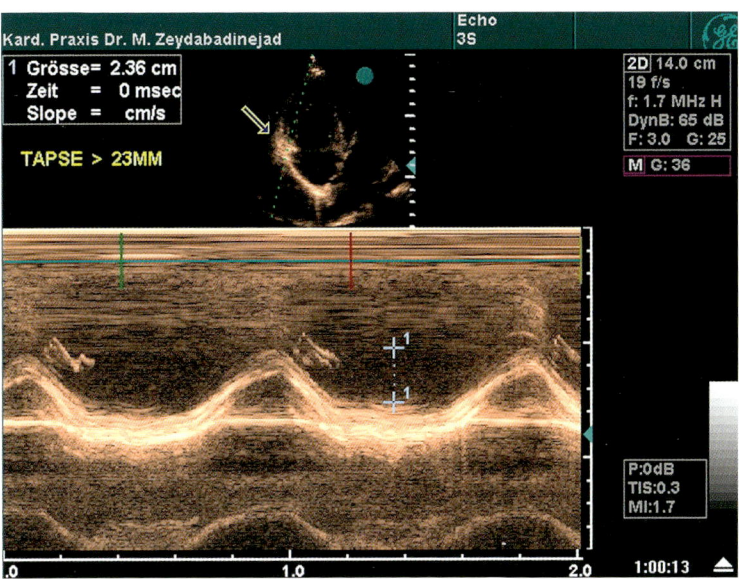

Abb. **16.5**   Normale systolische baso-apikale Bewegung des Trikuspidalklappenringes (TAPSE). (Der Pfeil zeigt auf den Trikuspidalklappenring; s. Text.)

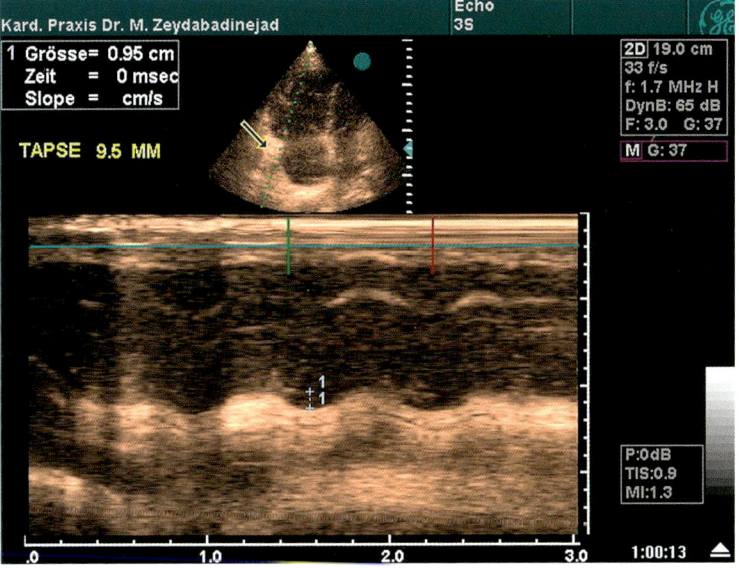

Abb. **16.6**   Deutlich eingeschränkte systolische baso-apikale Bewegung des Trikuspidalklappenringes (TAPSE) bei einem Patienten mit pulmonaler arterieller Hypertonie mit deutlich eingeschränkter rechtsventrikulärer Funktion. (Der Pfeil zeigt auf den Trikuspidalklappenring; s. Text.)

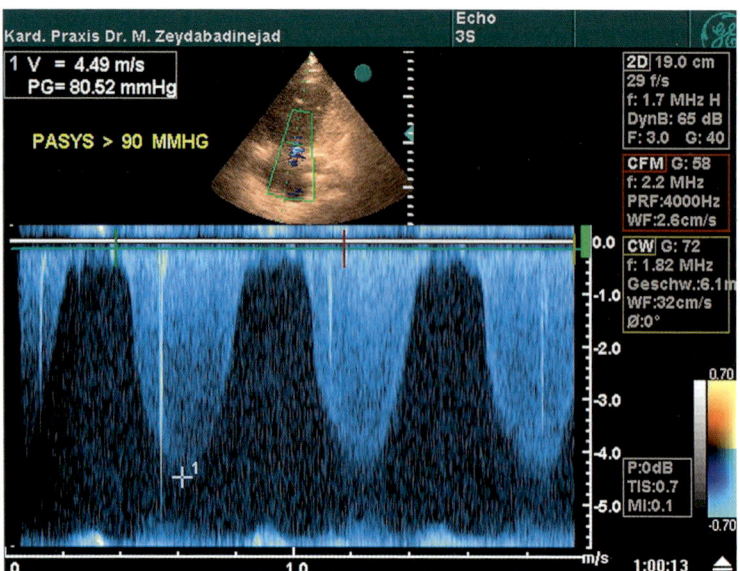

Abb. **17.1**   Apikaler Zweikammerblick mit Abschätzung des systolischen Pulmonalarteriendrucks über einer Trikuspidalklappeninsuffizienz. sPAP > 90 mmHg bei einer Patientin mit hochgradiger PAH.

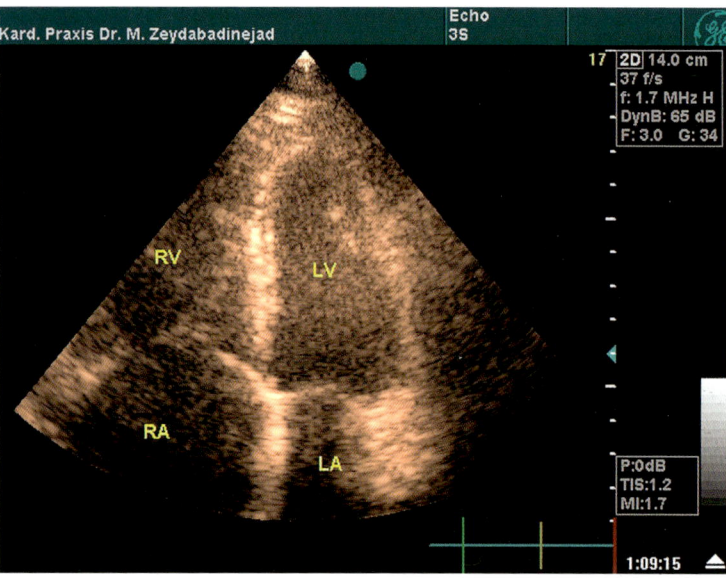

Abb. **17.2**   Apikaler Vierkammerblick mit erheblich vergrößerten rechten Herzhöhlen bei pulmonaler Hypertonie.

Sollte die V. cava inferior unter maximaler Inspiration weniger als 40 Prozent kollabieren, so weist dies auf einen rechtsatrialen Druck von über 10 mmHg hin (s. a. Abb. **16.2**).

Die echokardiographische Abgrenzung der **rechtsventrikulären freien Wand (RVFW)** ist durch die ungünstige laterale Auflösung des Schallfeldes und zusätzlich durch die ausgeprägte Trabekularisierung des rechten Ventrikels erschwert. Ferner bestehen im Bereich des rechten Ventrikels nicht selten fibromuskuläre Stränge,

die quer durch die Kammer ziehen und häufig als falscher Sehnenfaden oder als **Moderatorband** interpretiert werden. Sie gehören nicht zum eigentlichen Halteapparat der atrioventrikulären Klappe (TV) und gelten nicht als kardiale Emboliequelle.

Abb. **17.1 – 17.12** zeigen die echokardiographische Darstellung von unterschiedlichen Krankheitsbildern mit zum Teil erheblichen Rechtsherzbelastungszeichen.

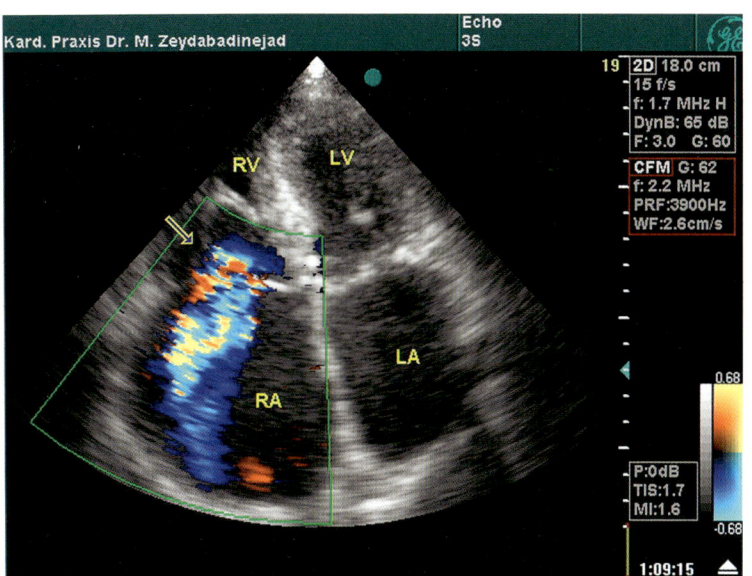

Abb. **17.3** Apikaler Vierkammerblick mit bedeutsamer Trikuspidalklappeninsuffizienz (siehe Pfeil) bei einer Patientin mit COPD und chronischem Vorhofflimmern. Die Vorhöfe sind deutlich dilatiert.

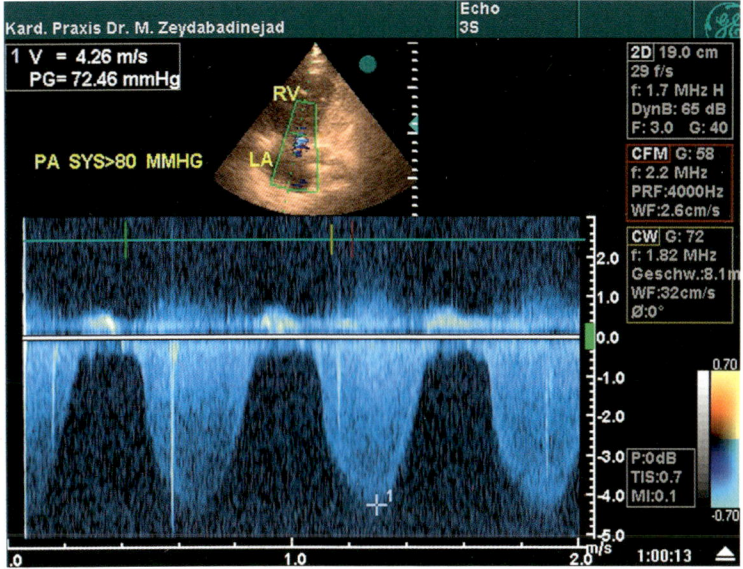

Abb. **17.4** Apikaler Zweikammerblick mit Abschätzung des systolischen Pulmonalarteriendrucks über einer Trikuspidalklappeninsuffizienz. sPAP > 80 mmHg bei einem Patienten mit chronisch thromboembolischer pulmonaler Hypertonie (CTEPH).

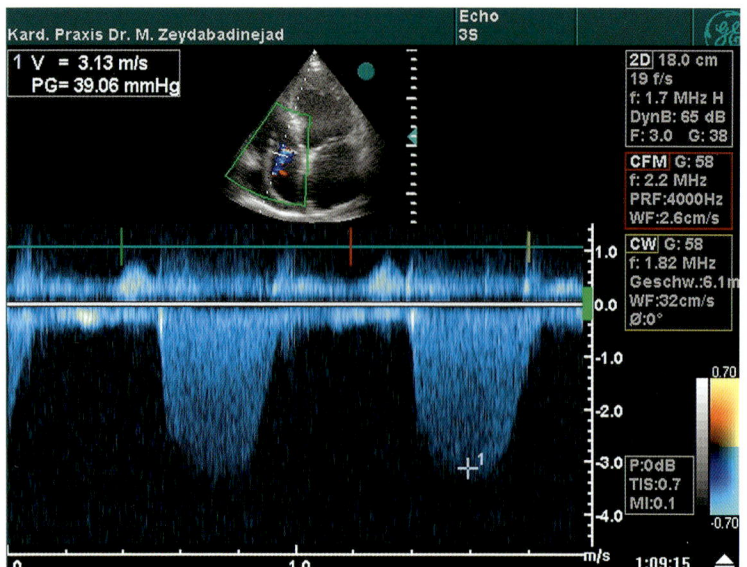

Abb. **17.5** Deutlich vergrößerte linke Herzhöhlen bei koronarer Mehrgefäßerkrankung mit Remodeling des linken Ventrikels; leicht vergrößerte rechte Herzhöhlen mit Darstellung der ICD-Sonde. Erhöhter pulmonaler systolischer Druck von ca. 40 mmHg im Rahmen der globalen Herzinsuffizienz.

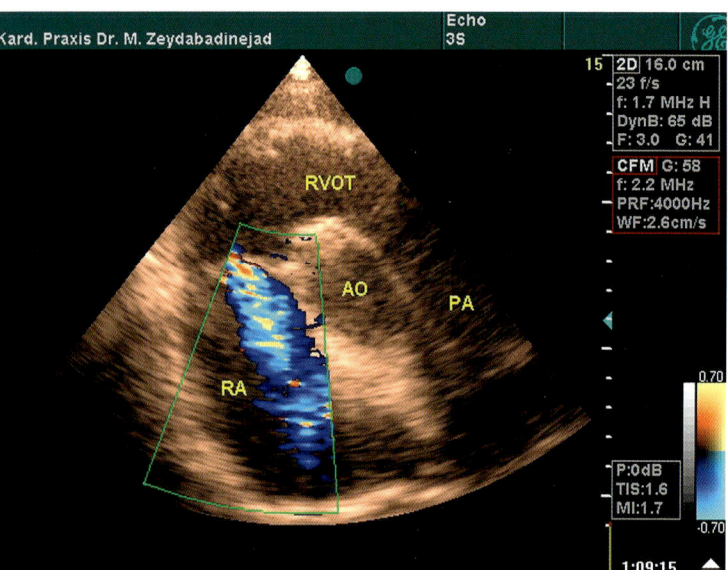

Abb. **17.6** Darstellung einer leichten Trikuspidalklappeninsuffizienz in modifizierter parasternaler kurzer Achse (nach lateral gekippt) in Höhe der Aortenklappe.

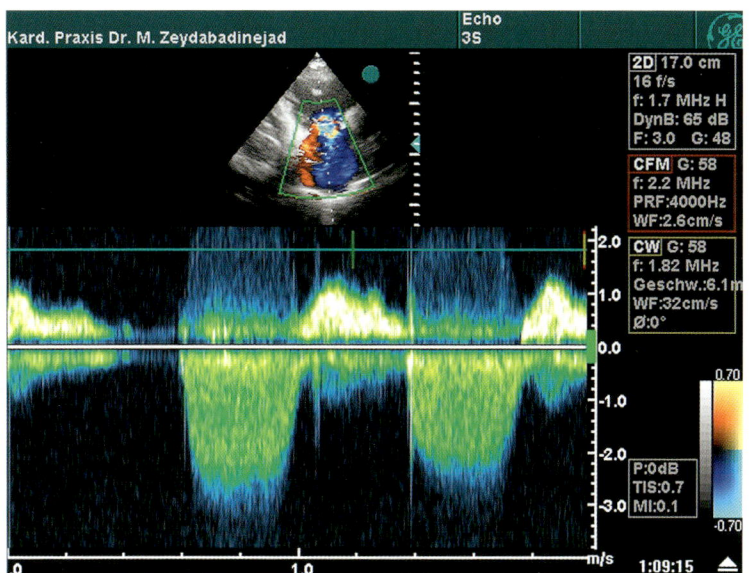

Abb. **17.7** Modifizierte parasternale kurze Achse in Höhe der Aortenklappe (nach lateral gekippt) mit Darstellung einer bedeutsamen Trikuspidalklappeninsuffizienz ohne relevante pulmonale Hypertonie.

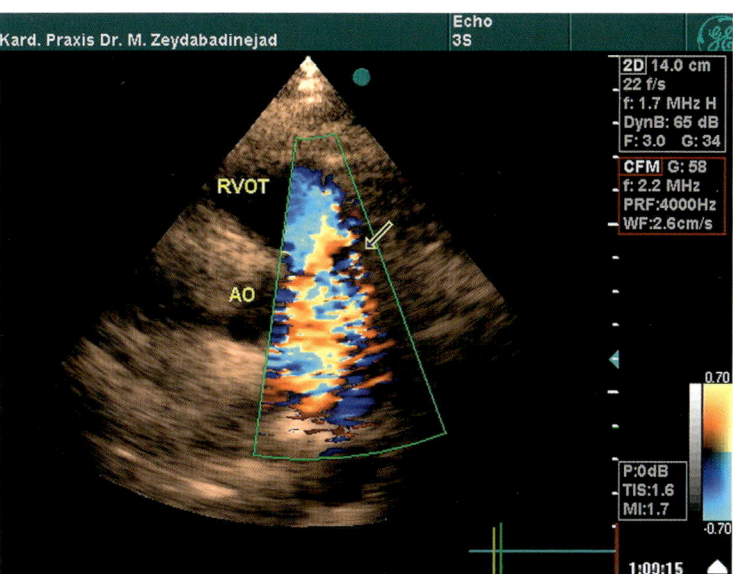

Abb. **17.8** Farbkodierte echokardiographische Darstellung einer leichtgradigen Pulmonalklappenstenose in der parasternalen kurzen Achse in Höhe der Aortenklappe (Alias-Phänomen bei turbulentem Fluss s. Pfeil).

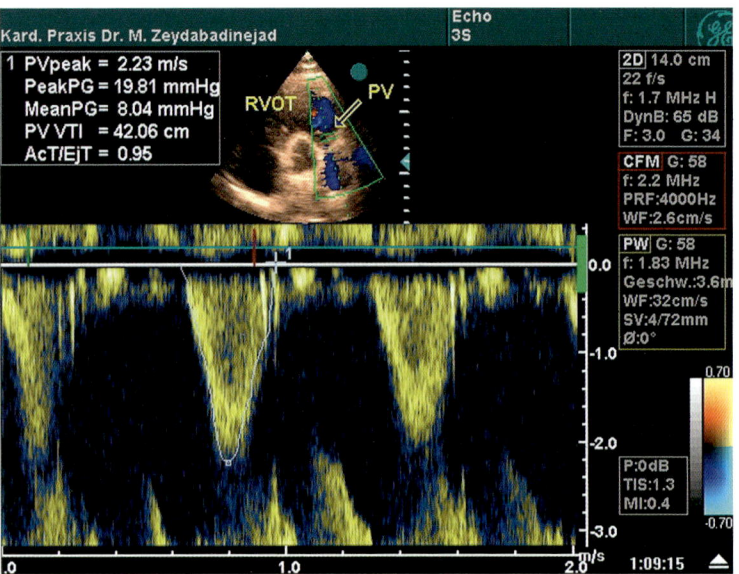

Abb. **17.9** Farbkodierte echokardiographische Darstellung einer leichtgradigen Pulmonalklappenstenose in der parasternalen kurzen Achse in Höhe der Aortenklappe. Der mittlere Gradient beträgt 8 mmHg.

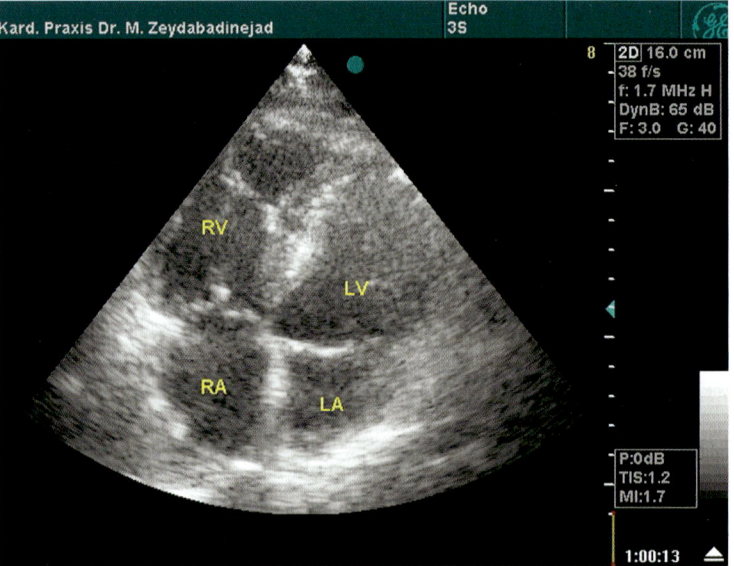

Abb. **17.10** Apikaler Vierkammerblick bei einem Patienten mit akuter Lungenembolie bei Dreietagenthrombose bei Zustand nach Unterschenkelfraktur. Es zeigt sich eine Dilatation des rechten Ventrikels.

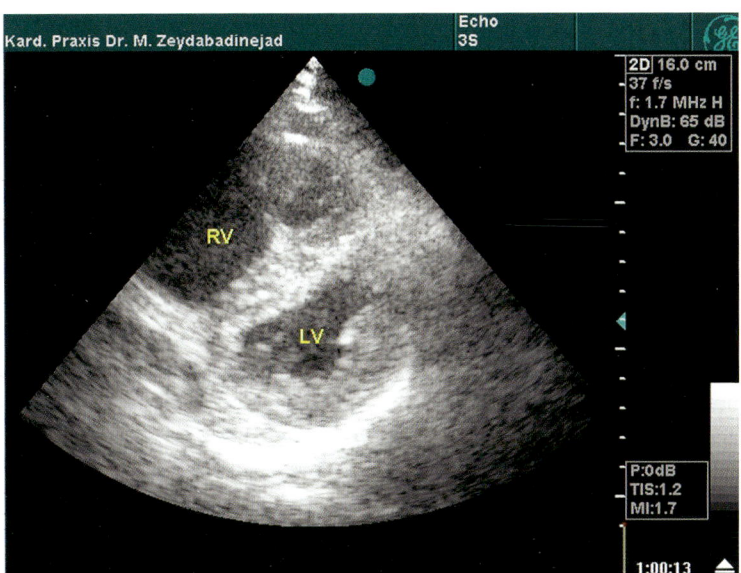

Abb. **17.11** Parasternale kurze Achse in Höhe der Papillarmuskeln bei einem Patienten mit akuter Lungenembolie mit deutlicher Dilatation des rechten Ventrikels und abgeflachtem Septum.

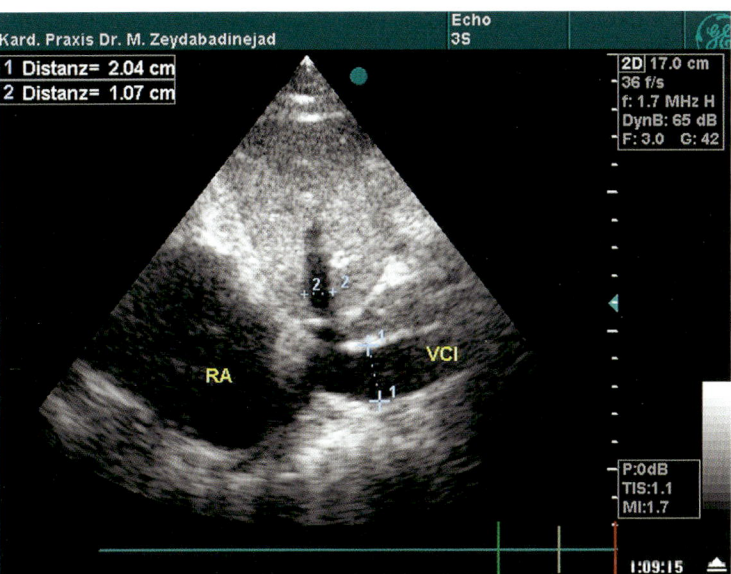

Abb. **17.12** Rechtsherzbelastungszeichen mit Stauung der Vena cava inferior und der Lebervenen und mit fehlendem inspiratorischen Kollaps bei einem Patienten mit PAH.

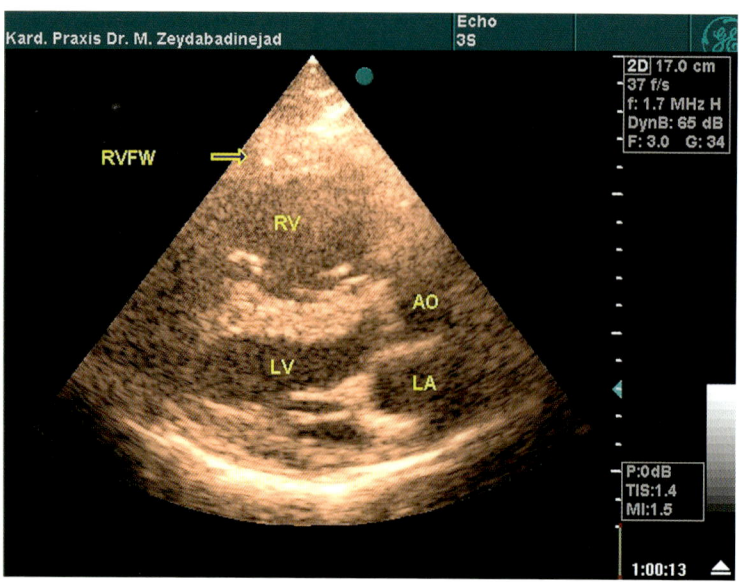

Abb. 18 Hochgradige pulmonale arterielle Hypertonie – parasternale lange Achse – mit deutlichen Rechtsherzbelastungszeichen; Vergrößerung des rechten Ventrikels, Verdickung der rechtsventrikulären freien Wand und diastolische Vorwölbung des Septums (IVS) in Richtung LV.

Die Beurteilung der Dicke der rechtsventrikulären freien Wand ist bei parasternaler Anlotung durch Nahfeldartefakte und infolge der Trabekularisierung des rechten Ventrikels nur eingeschränkt möglich. Die subkostale Anlotung erlaubt eine genauere Beurteilung der rechtsventrikulären freien Wand. Bei grenzwertigen Veränderungen der rechtsventrikulären freien Wand ist eine genauere Beurteilung bei der transösophagealen Anlotung aufgrund der besseren Auflösung möglich. Die Dicke der **rechtsventrikulären freien Wand** (RVFW) beträgt normalerweise zwei bis vier Millimeter und bei einer korrekten Darstellung sind Werte von über fünf Millimetern als pathologisch einzustufen und sollten reevaluiert und ggf. abgeklärt werden.

> Eine **Verdickung der rechtsventrikulären freien Wand** wird u. a. bei folgenden Krankheitsbildern beobachtet:
> ❖ Shuntvitien (Eisenmenger-Reaktion) (s. a. Abb. 22)
> ❖ chronische rechtsventrikuläre Druckbelastung
> ❖ hypertrophe Kardiomyopathie
> ❖ Speicherkrankheiten, z. B. Amyloidose, Fibroelastose

Die **Echokardiographie** hat sich bei einer erkennbaren Rechtsherzbelastung als nichtinvasives Verfahren zur Diagnostik und Quantifizierung der rechtsventrikulären Funktionseinschränkung bewährt und gilt als **zuverlässige Screening-Methode** bei Risikopatienten insbesondere mit Erkrankungen aus dem rheumatischen Formenkreis im Hinblick auf die Entwicklung einer pulmonalen arteriellen Hypertonie.

Abb. **18** stellt eine schwergradige pulmonale Hypertonie mit erheblicher Dilatation und Hypertrophie des rechten Ventrikels in der parasternalen langen Achse dar.

Folgende Parameter können zur Beurteilung der rechtsventrikulären Funktion berücksichtigt werden (s. a. Abb. **16**):
❖ Analyse des Dopplerstromes im Bereich des rechtsventrikulären Einflusstraktes über der Trikuspidalklappe und Einschätzung des systolischen Pulmonalarteriendrucks über die Regurgitation im Bereich der Trikuspidalklappe (im apikalen Zwei- und Vierkammerblick bzw. in den modifizierten parasternalen Schnittebenen).

> $sPAP = 4 \times (V_{max})^2$ der TI + ZVD

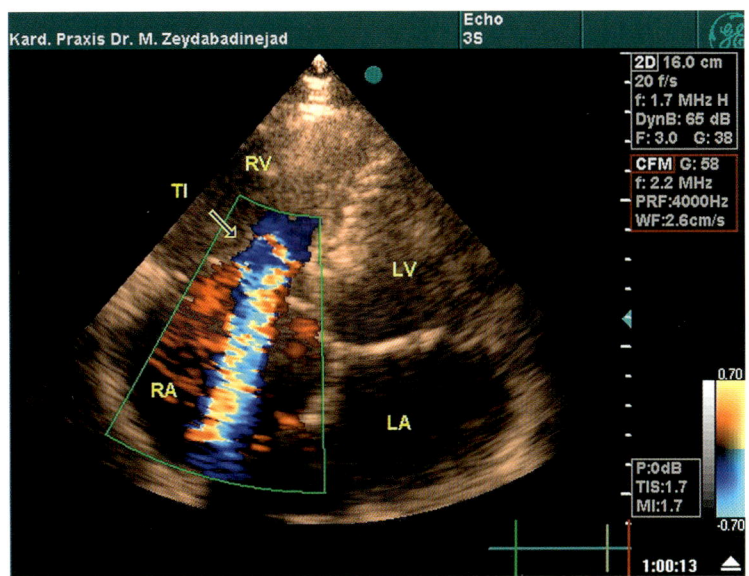

Abb. **19** Apikaler Vierkammerblick bei einer Patientin mit leichtgradiger pulmonaler Hypertonie. Trikuspidalklappeninsuffizienz (V_{max} > 3 m/s).

❖ Rechtsventrikuläre Hypertrophie.
❖ Geometrie, Dimensionen, LV/RV- und LA/RA-Verhältnis (im apikalen Vierkammerblick).
❖ LV-Exzentrizitätsindex (LV-EI) (s. dort).
❖ TAPSE (tricuspidal annular plane systolic excursion) entspricht der Distanz der Bewegung des Trikuspidalanulus von der Enddiastole zur Endsystole (normal > 15 mm) (s. dort).
❖ Nachweis eines Perikardergusses/Aszites (insbesondere in der subkostalen Schnittebene).
❖ Bestimmung des Tei-Index (s. dort).
❖ Analyse des Doppler-Spektrums im Bereich des rechtsventrikulären Ausflusstraktes über der Pulmonalklappe und Bestimmung der Akzelerationszeit (d. h. die Zeit vom Beginn bis zum Maximum des Flusses im Bereich der Pulmonalarterie bzw. des rechtsventrikulären Ausflusstraktes, diese korreliert mit dem mittleren Pulmonalarteriendruck. Je kürzer die Akzelerationszeit (AZ), umso höher der Pulmonalarteriendruck. Die Akzelerationszeit liegt bei normalen Druckwerten im kleinen Kreislauf über 130 ms; bei einer Akzelerationszeit von mehr als 100 ms ist der mittlere pulmonale arterielle Druck weniger als 20 mmHg [Normbereich]. Bei einer Akzelerationszeit von 40 bis 90 ms liegt der mittlere pulmonale arterielle Druck zwischen 20 und 40 mmHg). Eine AZ von weniger als 40 ms weist auf einen pulmonalen arteriellen Druck von über 40 mmHg hin.

❖ Die rechtsventrikuläre Austreibungszeit (RVET = Zeit vom Beginn bis zum Ende des Pulmonalarterienflusses im Doppler-Spektrum) beträgt im Mittel 313 ± 23 ms. Bei **pulmonaler Hypertonie** zeigt sich eine Verkürzung der rechtsventrikulären Ejektionszeit (RVET). Die Zeitintervalle des rechten Ventrikels sind nicht nur durch den Pulmonalarteriendruck, sondern auch durch die Kontraktilität, Relaxation/Compliance des rechten Ventrikels, die Herzfrequenz und das Herzzeitvolumen beeinflusst. Entsprechend eingeschränkt ist die Aussagekraft der RVET.
❖ Stauung der V. cava inferior der Lebervenen (in der subkostalen Schnittebene).
❖ Abschätzung des mittleren und des diastolischen PA-Drucks bei Vorhandensein einer Pulmonalklappeninsuffizienz.

Zur Beurteilung bei ggf. vorhandenen Shuntvitien und angeborenen Herzfehlern wird ggf. die **transösophageale Echokardiographie (TEE)** ergänzend eingesetzt.
Mittels Doppler-Stressechokardiographie lässt sich eine Änderung des PA-Drucks unter Belastung bei grenzwertigen Ruhedruckwerten dokumentieren (siehe Anhang).
Abb. **19** zeigt ein dopplerechokardiographisches Flussprofil einer Trikuspidalklappeninsuffizienz mit leichtgradiger pulmonaler Hypertonie.

Rechtsventrikuläre Funktionsstörung

Die Funktion des rechten Ventrikels fand bis vor einigen Jahren keine besondere Beachtung. Bei der echokardiographischen Routineuntersuchung wurde daher die Beurteilung des rechten Ventrikels vernachlässigt, da man seine Aufgabe nur darin sah, das angesaugte Blut dem linken Ventrikel zuzuleiten. Mittlerweile ist jedoch die wichtige pathophysiologische Rolle des rechten Ventrikels erkannt worden, da er nicht nur die Erkrankungen des linken Ventrikels isoliert durchmachen kann, sondern darüber hinaus auch seine Funktion oftmals das Schicksal der kardiopulmonalen Erkrankungen bestimmt. Eine Erhöhung der Druckwerte im kleinen Kreislauf bei Patienten mit Linksherzerkrankung ist in der Regel prognostisch ungünstig. Abb. **20** zeigt die normalen Druckwerte und Druckkurven im rechten und linken Herzen im Vergleich bei der Rechtsherz- und Linksherzkatheteruntersuchung. Hieraus geht hervor, dass beim Herzgesunden die Druckwerte im kleinen Kreislauf deutlich niedriger sind als im großen Kreislauf.

Eine **isolierte rechtsventrikuläre Kardiomyopathie** kann lebensbedrohliche Rhythmusstörungen verursachen. Ein **rechtsventrikulärer Myokardinfarkt** ist hämodynamisch besonders ungünstig, da aufgrund der verminderten Pumpleistung der rechten Kammer es nachfolgend auch zu einer verminderten Füllung des linken Ventrikels und somit zum Abfall der Pumpleistung kommt. Die Geometrie des rechten Ventrikels erlaubt eine günstigere Adaptation bei einer Volumenbelastung z.B. bei Shuntvitien (z.B. ASD). Eine zusätzliche Druckbelastung entsteht erst zu einem späteren Zeitpunkt infolge einer sekundären pulmonalen Hypertonie im Rahmen einer Volumenbelastung des linken Ventrikels. Eine Druckbelastung toleriert der rechte Ventrikel wesentlich schlechter als der linke Ventrikel. So lässt sich z.B. in der Akutphase einer Lungenembolie höchstens eine milde Erhöhung des mittleren PA-Drucks verzeichnen. Höhere Druckwerte in der Pulmonalarterie weisen meist auf

ein chronisches Geschehen hin und sprechen in der Regel gegen ein akutes Ereignis. Auf eine akute Druckbelastung reagiert der rechte Ventrikel zunächst mit einer Dilatation, um bei abnehmender Ejektionsfraktion das Schlagvolumen konstant zu halten. Der enddiastolische Druck im rechten Ventrikel steigt wesentlich später an. Dies macht verständlich, dass bei klinischen Zeichen der Rechtsherzinsuffizienz nicht selten noch normale Füllungsdrücke dokumentiert werden. Eine chronische Druckbelastung führt zu einer Schädigung des rechten Ventrikels einerseits durch einen erhöhten Sauerstoffbedarf und andererseits durch eine verminderte Koronarperfusion des rechten Herzens. Klinisch kann eine Angina-pectoris-Symptomatik aufgrund des eingeschränkten Koronarflusses bei erhöhter Wandspannung entstehen, da der koronare Fluss im rechten Ventrikel sowohl systolisch als auch diastolisch stattfindet (im linken Ventrikel findet der Koronarfluss in der Diastole statt).

Bei einer chronischen pulmonalen Druck- oder Volumenbelastung kommt es im Rahmen der Adaptionsvorgänge zunächst zu einer Hypertrophie und Hyperplasie der Muscularis und somit zu einer Abnahme der Elastizität mit einem verminderten Abfall des pulmonalen vaskulären Widerstandes unter Belastung, was als eine latente pulmonale Hypertonie einzustufen ist.

Bei einer Progression der Erkrankung steigt dann auch der pulmonale Gefäßwiderstand in Ruhe an, was nur durch eine gleichzeitige Hypertrophie des rechten Ventrikels mit dem Leben zu vereinbaren ist. Die Dysregulation des Gefäßwiderstandes stellt den wesentlichen Pathomechanismus in der Genese der pulmonalen Hypertonie dar. Eine reine Minderung des Gefäßquerschnitts wie nach einer Pneumektomie oder beim Lungenemphysem ist allein nicht in der Lage, eine manifeste pulmonale Hypertonie hervorzurufen.

Die folgenden Schemata und Abbildungen sollen zur Verdeutlichung der Erkrankung des rech-

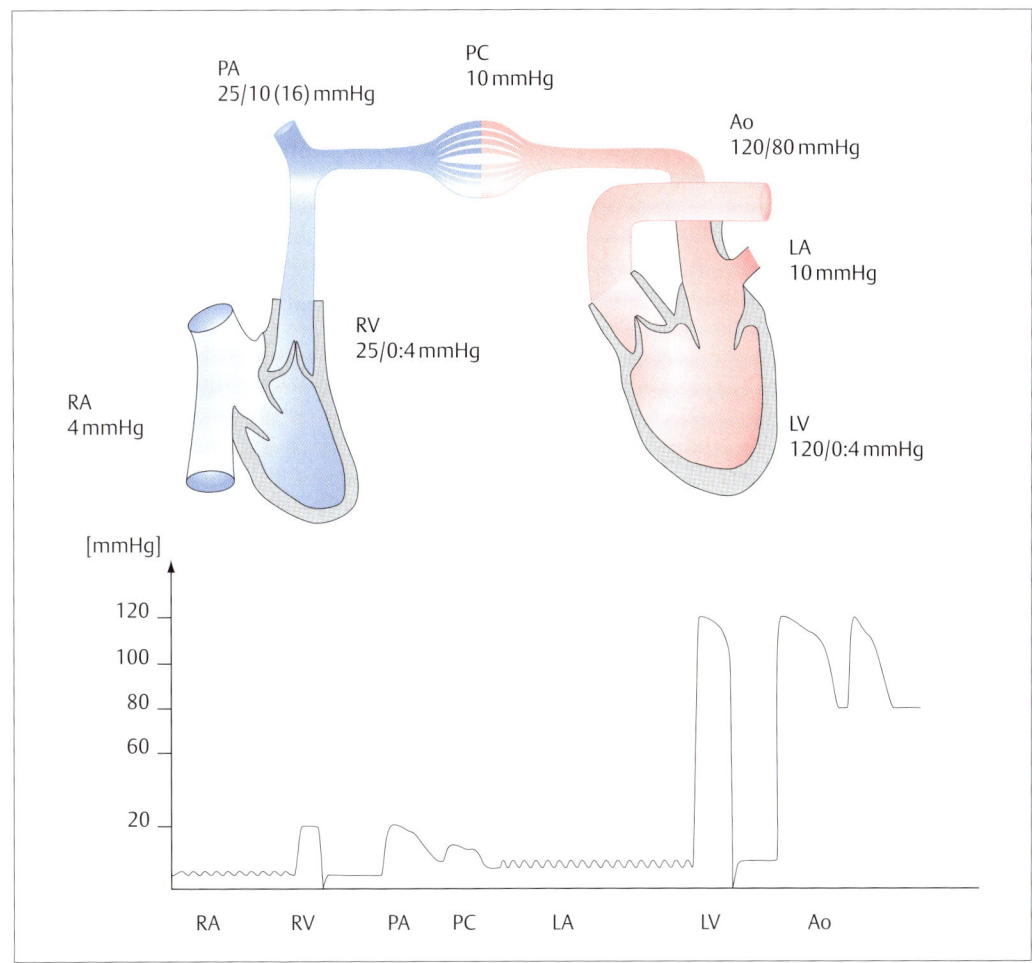

Abb. 20 Normaldruckwerte und Druckkurven im kleinen und großen Kreislauf bei der Einschwemm- und Links-herzkatheteruntersuchung (modifiziert nach Buchwalsky).

ten Ventrikels und der Druckerhöhung im Lungenkreislauf dienen (Abb. **21.1**, **21.2**).

Rechtsventrikuläre Volumenbelastung

Bei einer chronischen rechtsventrikulären Volumenbelastung, z. B. bei Patienten mit Shuntvolumen sowie bei Pulmonal- und Trikuspidalklappeninsuffizienz, beobachtet man eine Zunahme der rechtsventrikulären Größe mit Veränderungen der Form und der Lage des rechten Ventrikels. Hierdurch wird eine verbesserte parasternale Beschallung ermöglicht. Das Septum (IVS) ist diastolisch in der Regel zum linken Ventrikel hin

abgeflacht. Systolisch hingegen ist jedoch bei normaler linksventrikulärer Funktion eine Vorwölbung des Septums in Richtung des rechten Ventrikels zu verzeichnen. Systolisch behält der rechte Ventrikel seine Halbmondform. Die folgende Abbildung (Abb. **22**) zeigt die Lokalisation häufigster Shuntvitien, die aus unterschiedlichen Schnittebenen und ggf. in der transösophagealen Echokardiographie unter Einsatz von Echokontrast und Valsalva-Manöver nachgewiesen werden können.

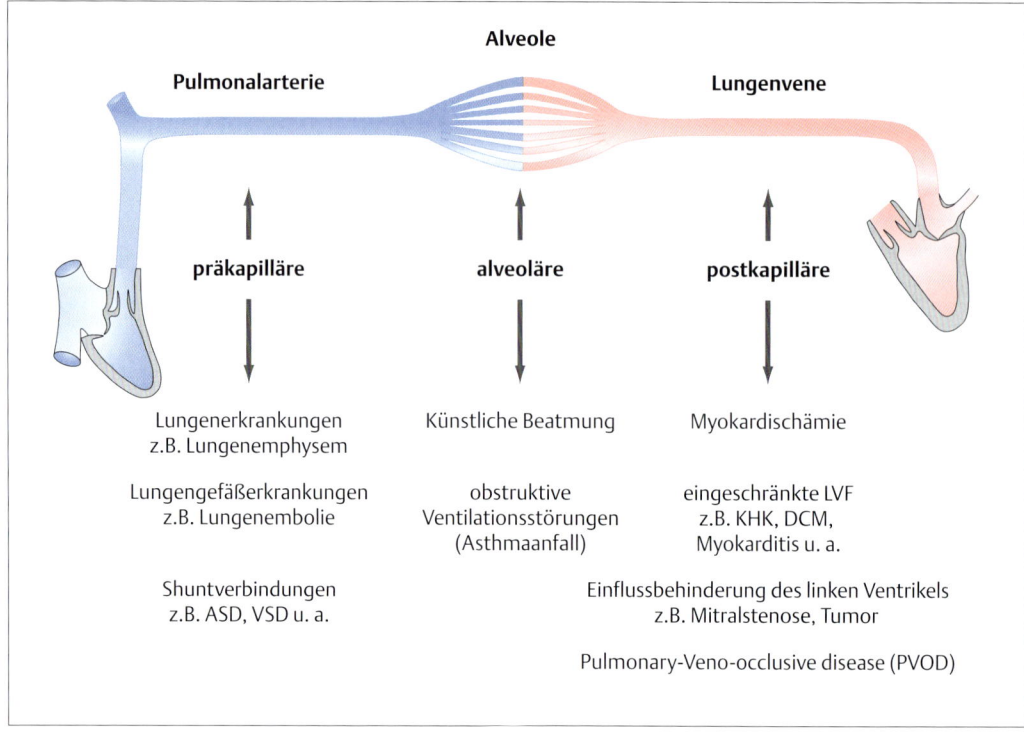

Abb. **21.1**   Ursachen der Druckerhöhung (präkapillär, alveolär, postkapillär) im pulmonalen Kreislauf (modifiziert nach Buchwalsky).

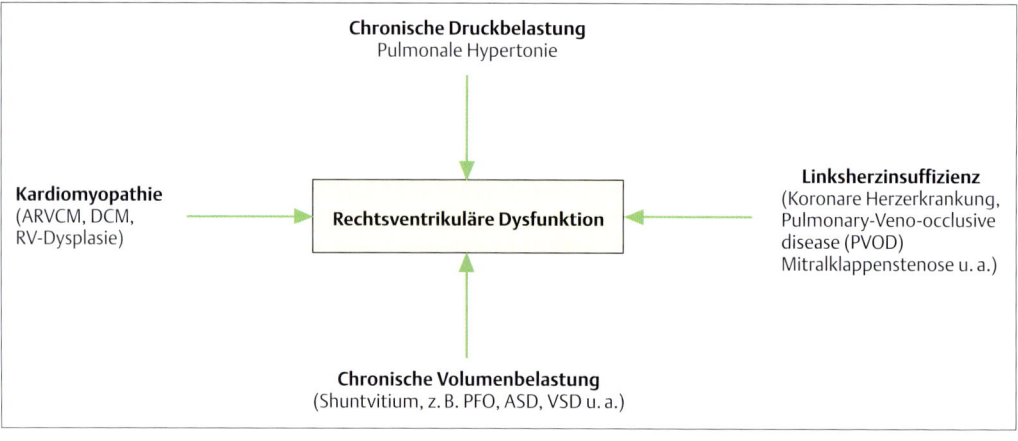

Abb. **21.2**   Mögliche Ursachen der Erkrankung des rechten Ventrikels (modifiziert nach Buchwalsky).

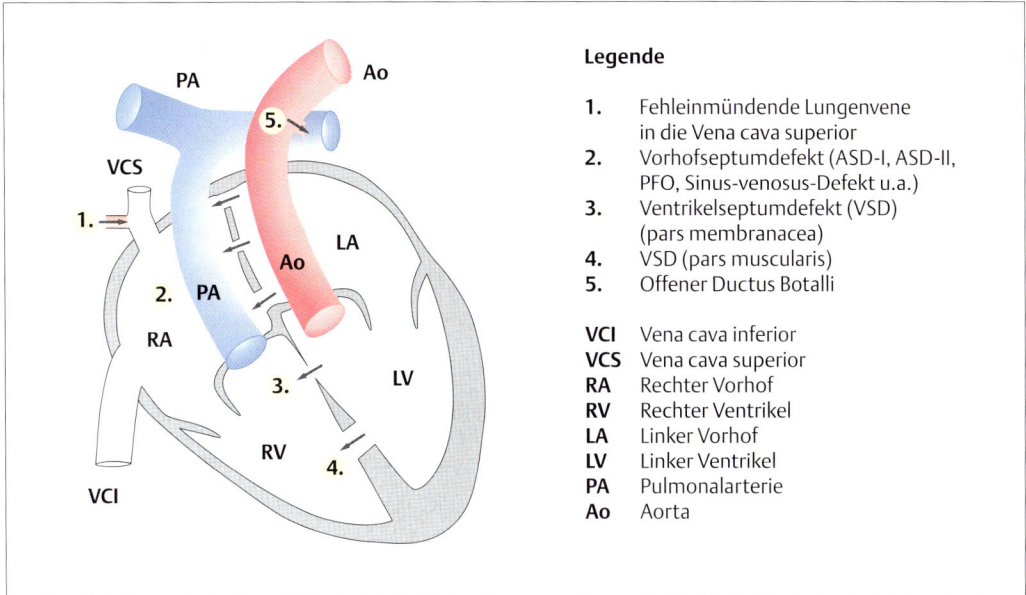

Legende

1.	Fehleinmündende Lungenvene in die Vena cava superior
2.	Vorhofseptumdefekt (ASD-I, ASD-II, PFO, Sinus-venosus-Defekt u.a.)
3.	Ventrikelseptumdefekt (VSD) (pars membranacea)
4.	VSD (pars muscularis)
5.	Offener Ductus Botalli

VCI	Vena cava inferior
VCS	Vena cava superior
RA	Rechter Vorhof
RV	Rechter Ventrikel
LA	Linker Vorhof
LV	Linker Ventrikel
PA	Pulmonalarterie
Ao	Aorta

Abb. **22**　Häufigste Shuntvitien auf Vorhof- und Ventrikelebene (modifiziert nach Buchwalsky).

Die folgenden Abbildungen **23.1 – 23.10** stellen die echokardiographischen Aspekte häufigster Shuntvitien auf Vorhof- und Ventrikelebene dar.

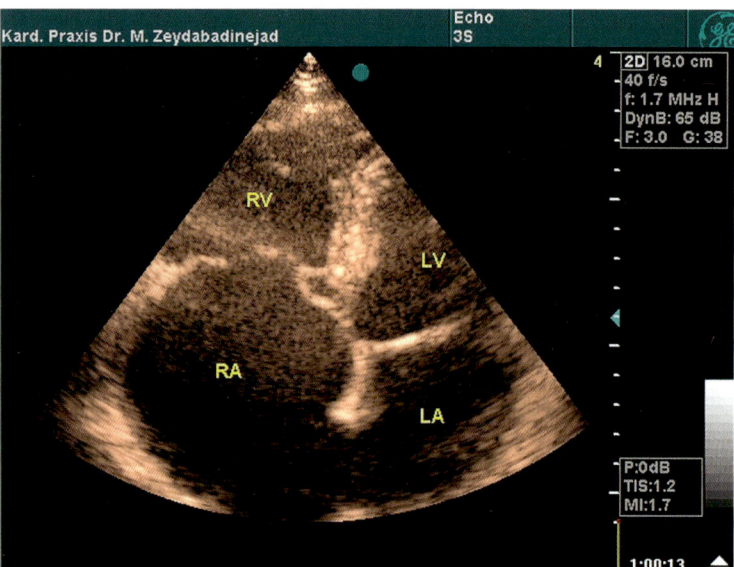

Abb. **23.1**   Apikaler 4-Kammerblick. Hochgradig vergrößertes RA und mittelgradig vergrößerter RV bei ASD-II.

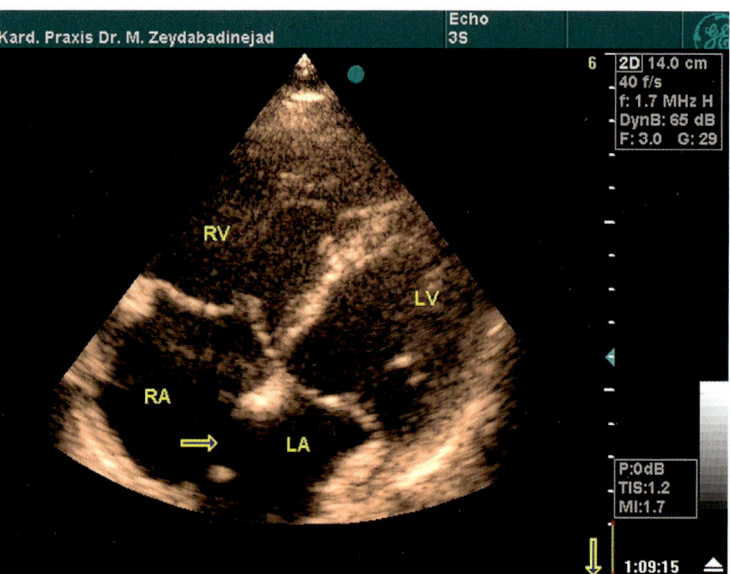

Abb. **23.2**   Apikaler Vierkammerblick bei einem Patienten mit ASD-II (siehe Pfeil) und leichtgradiger pulmonaler Hypertonie. Die rechten Herzhöhlen sind leicht vergrößert.

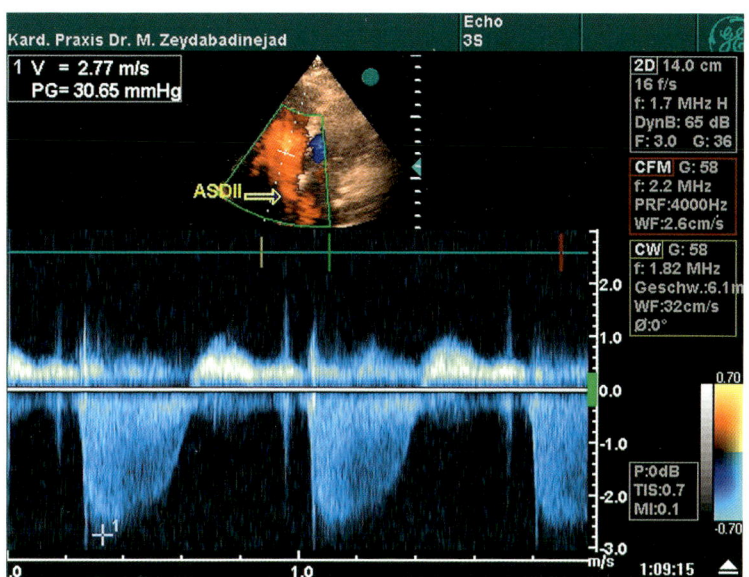

Abb. **23.3** Nachweis eines ASD-II im FDE mit einem systolischen Pulmonalarteriendruck von ca. 40 mmHg unter Ruhebedingungen.

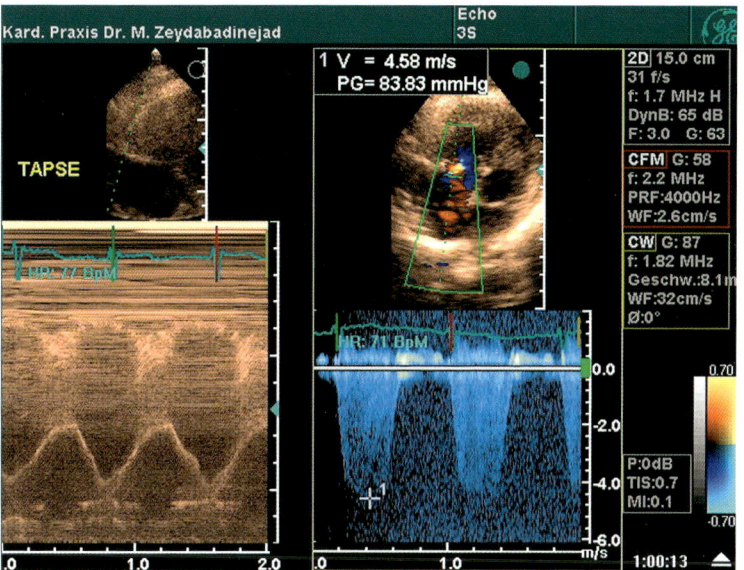

Abb. **23.4** **Links:** Apikaler Vierkammerblick mit Vermessung der TAPSE im M-Mode über dem Trikuspidalklappenring bei einem Patienten mit VSD. Die TAPSE beträgt 19 mm bei erheblicher Hypertrophie des rechten Ventrikels im Rahmen der Eisenmenger-Reaktion.
Rechts: Apikaler Vierkammerblick mit CW-dopplerechokardiographischem Nachweis einer pulmonalen arteriellen Hypertonie (sPAP > 90 mmHg).

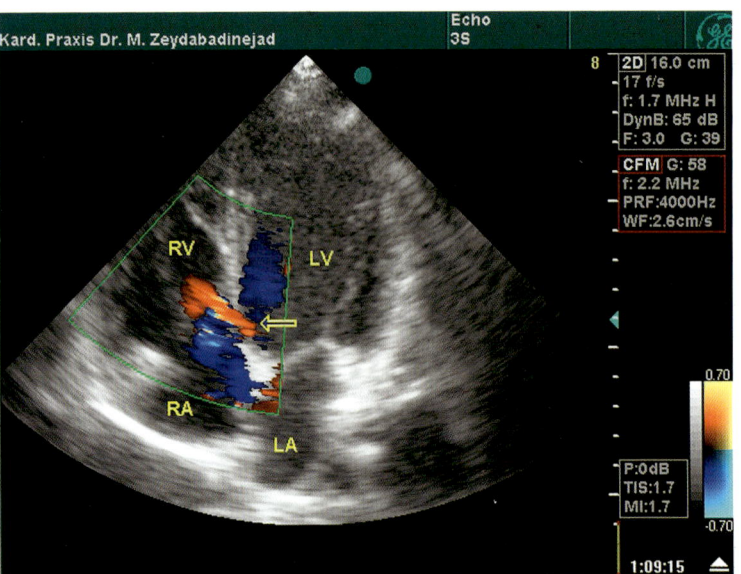

Abb. **23.5** Apikaler Vierkammerblick mit Nachweis eines hämodynamisch nicht relevanten Ventrikelseptumdefektes in der pars membranacea (siehe Pfeil).

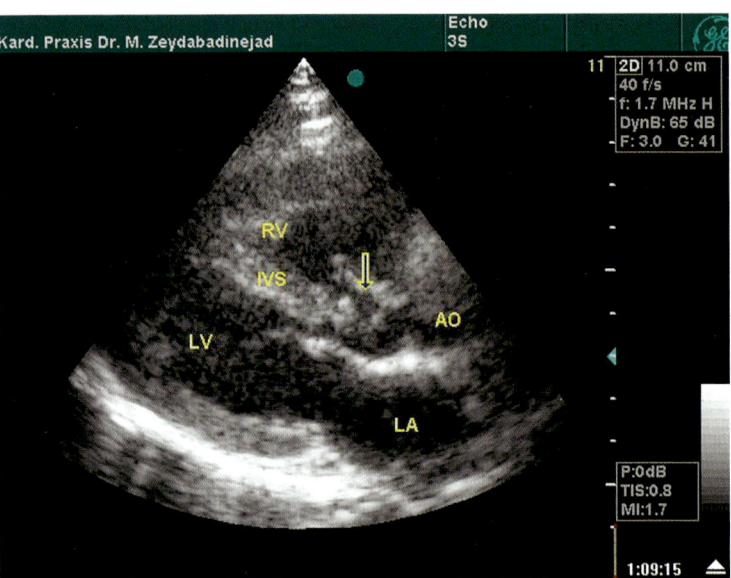

Abb. **23.6** Parasternale lange Achse bei einer Patientin mit Ventrikelseptumdefekt (Pfeil).

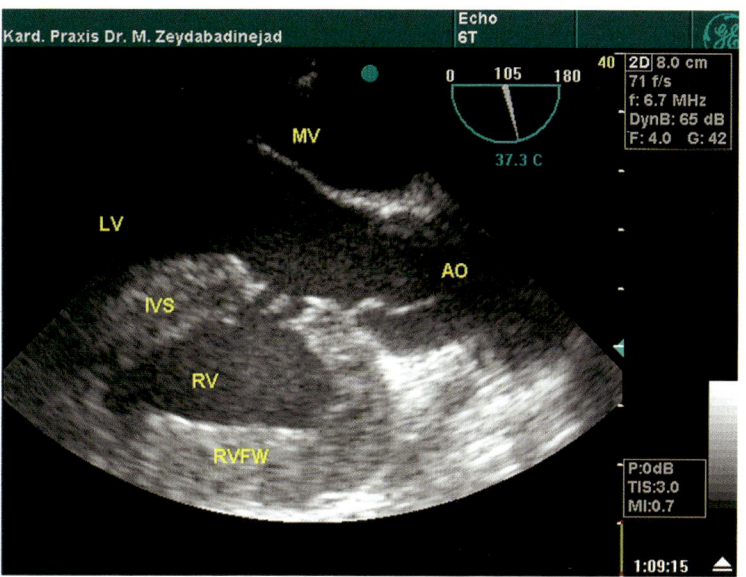

Abb. **23.7** Transösophageale Darstellung eines Ventrikelseptumdefektes mit hochgradiger Rechtsherzbelastung und erheblicher Hypertrophie des rechten Ventrikels bei Eisenmenger-Reaktion.

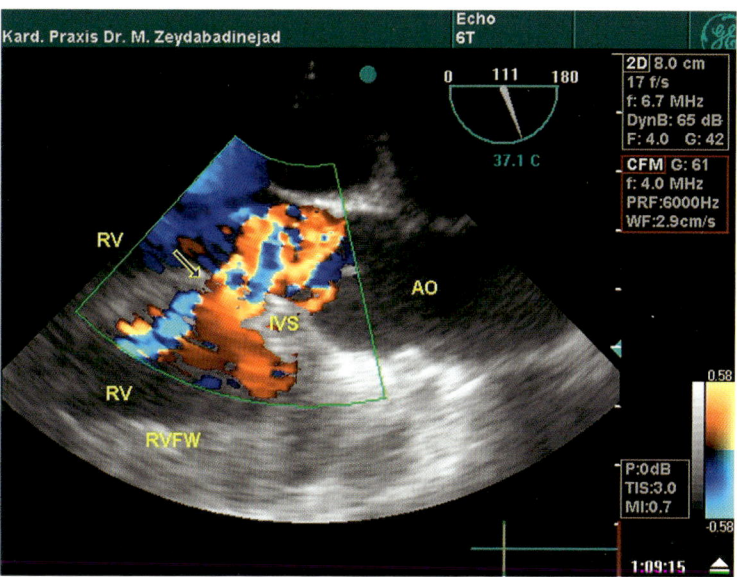

Abb. **23.8** Transösophageale Darstellung eines Ventrikelseptumdefektes mit Rechts-links-Shuntnachweis und hochgradiger Rechtsherzbelastung mit erheblicher Hypertrophie des rechten Ventrikels bei Eisenmenger-Reaktion.

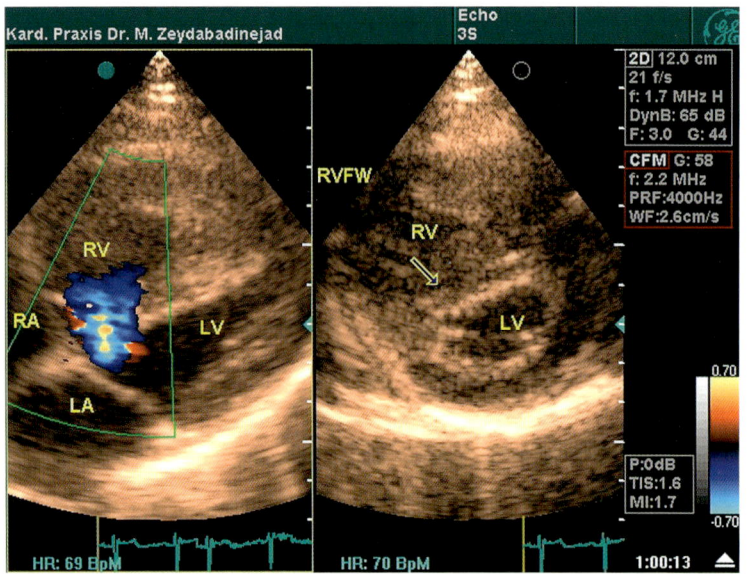

Abb. **23.9 Links:** Subkostaler Vierkammerblick, farbdopplerechokardiographischer Nachweis eines hämodynamisch bedeutsamen VSD mit Rechts-links-Shunt bei Eisenmenger-Reaktion. **Rechts:** Parasternale kurze Achse, hochgradige Rechtsherzbelastung und erhebliche Hypertrophie des rechten Ventrikels (der Pfeil zeigt auf das abgeflachte Septum [IVS]).

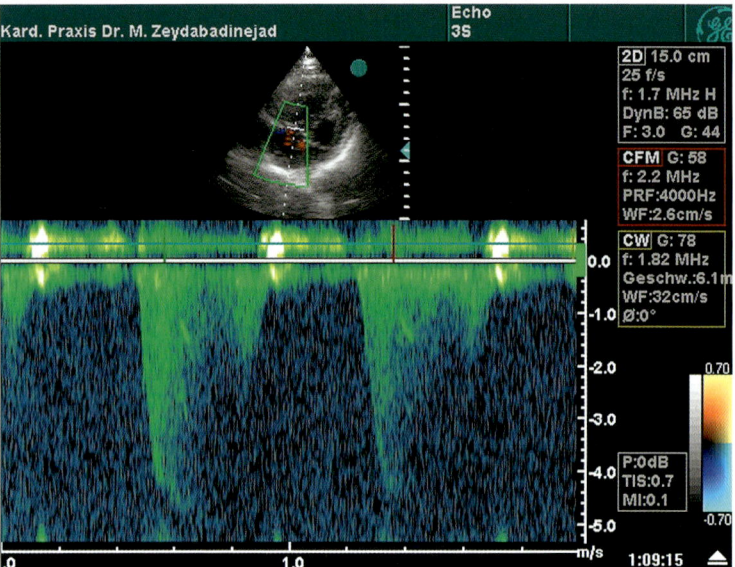

Abb. **23.10** Ventrikelseptumdefekt mit hochgradiger pulmonaler arterieller Hypertonie bei Eisenmenger-Reaktion. Der systolische Pulmonalarteriendruck beträgt hier über 110 mmHg.

Die Abbildungen **24** bis **25.4** stellen die echokardiographischen Veränderungen bei einer Ebstein-Anomalie schematisch dar.

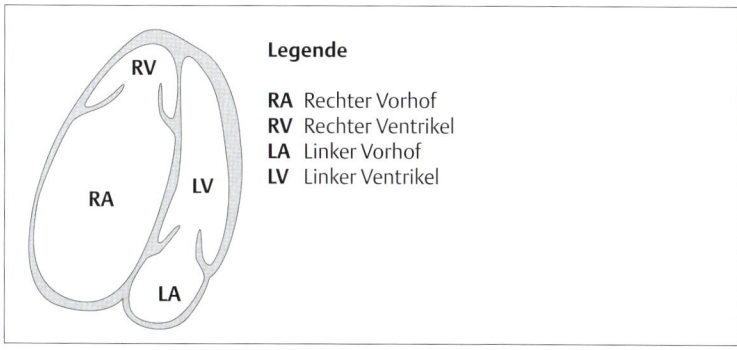

Legende

RA Rechter Vorhof
RV Rechter Ventrikel
LA Linker Vorhof
LV Linker Ventrikel

Abb. **24** Ebstein-Anomalie mit hochgradig vergrößertem RA und RV und Verlagerung der Trikuspidalklappe apikalwärts. Schematische Darstellung.

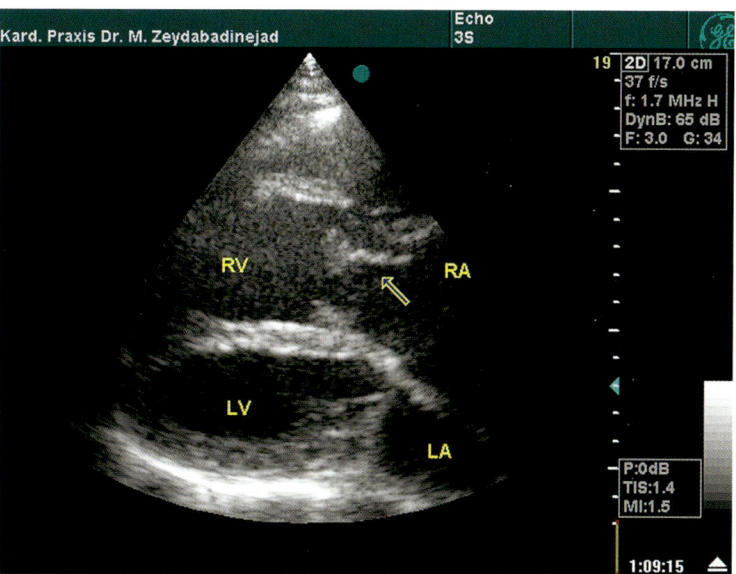

Abb. **25.1** Parasternale lange Achse bei einem Patienten mit Ebstein-Anomalie mit erheblicher Dilatation der rechten Herzhöhlen und apikaler Verlagerung der Trikuspidalklappe (Pfeil).

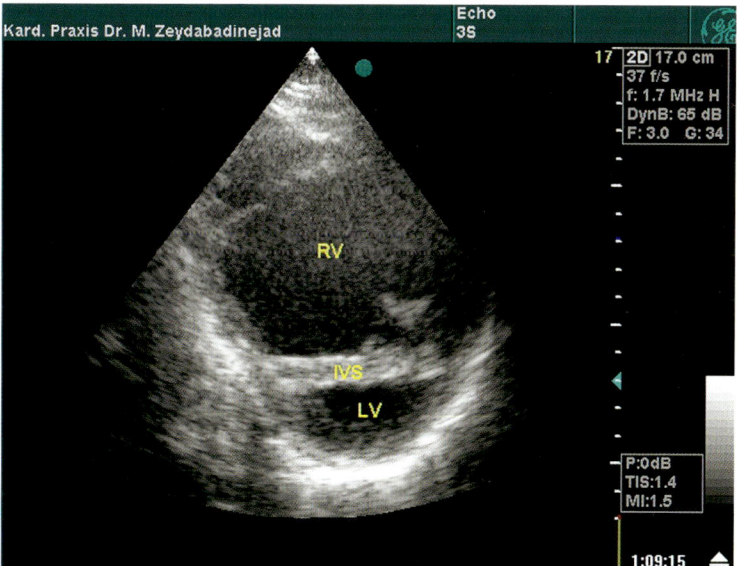

Abb. **25.2** Parasternale kurze Achse bei einem Patienten mit Ebstein-Anomalie mit erheblicher Dilatation der rechten Herzhöhlen und Abflachung des intraventrikulären Septums (IVS).

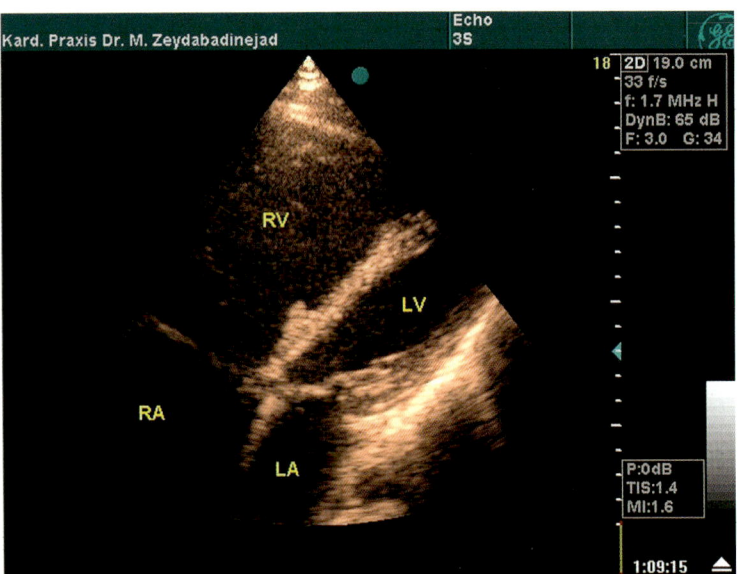

Abb. **25.3**   Apikaler Vierkammerblick bei einem Patienten mit Ebstein-Anomalie mit erheblicher Dilatation der rechten Herzhöhlen und apikaler Verlagerung der Trikuspidalklappe.

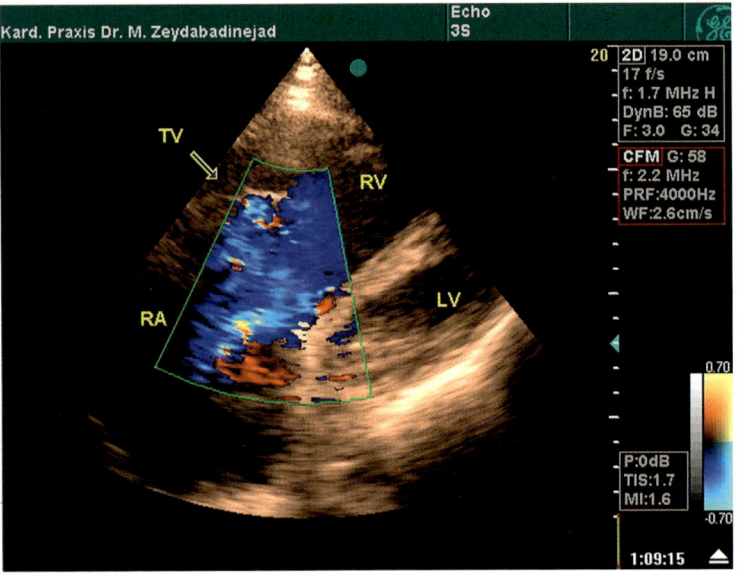

Abb. **25.4**   Apikaler Vierkammerblick bei einem Patienten mit Ebstein-Anomalie mit erheblicher Dilatation der rechten Herzhöhlen und apikaler Verlagerung der Trikuspidalklappe mit hochgradiger Trikuspidalklappeninsuffizienz.

Rechtsventrikuläre Druckbelastung

Eine akut aufgetretene rechtsventrikuläre Druck-belastung, z.B. bei akuter Lungenembolie, führt nicht selten zu einer Dilatation des rechten Ventrikels und zu einer Erweiterung des Trikuspidal-klappenringes und somit zur Entwicklung einer Trikuspidalklappeninsuffizienz mit Regurgitation, zu einer paradoxen Septumbewegung und einer gestauten V. cava inferior. Hier zeigt sich oft das Fehlen eines inspiratorischen Kollaps der V. cava inferior.

> Ein normales Echokardiogramm und Elektro-kardiogramm schließt jedoch eine Lungenem-bolie nicht aus.

Eine chronische rechtsventrikuläre Druckbelas-tung infolge einer pulmonalen arteriellen Hyper-tonie bei rezidivierender oder überstandener akuter Lungenembolie, Pulmonalklappenstenose oder einer chronisch-obstruktiven Atemwegser-krankung führt zu einer Verdickung der rechts-ventrikulären Muskulatur und der rechtsventri-kulären freien Wand. Hier zeigt sich neben einer Zunahme der rechtsventrikulären Muskulatur eine gleichzeitige Größenzunahme der rechten Kammer bereits vor dem Einsetzen einer Rechts-herzinsuffizienz. Eine Abflachung des Septums ist zu beobachten. Diese Abflachung ist abhängig von den Druckverhältnissen im rechten und im linken Ventrikel und kann auch systolisch erhal-ten bleiben. Sollte der Druck im rechten Herzen höher als der Druck im linken Herzen sein, zeigt sich in der Querschnittebene eine nahezu runde Formation des rechten Ventrikels. Ferner beo-bachtet man eine Verdickung der Papillarmus-keln des rechten Herzens, deren Durchmesser bis zu einem Zentimeter erreichen können. Eine wesentliche Verdickung des intraventrikulären Septums (IVS) ist meist nicht zu beobachten, da das Septum morphologisch und funktionell über-wiegend dem linken Ventrikel zugehört.

Abb. **26.1** und **26.2** stellen die Errechnung des systolischen pulmonal-arteriellen Drucks an-hand des Regurgitationsjets einer Trikuspidal-klappeninsuffizienz dar.

Rechtsventrikulärer Myokardinfarkt

Bei Verschluss der RCA kommt es oft neben ei-nem inferioren Infarkt zu einer rechtsventrikulä-ren Beteiligung. In der Akutphase kann die Diag-nose mittels rechtsventrikulären EKG-Ableitun-gen (Anbringung der Brustwandableitungen in spiegelverkehrter Anordnung) gestellt werden (ST-Hebung!).

Echokardiographisch lässt sich eine Wandbe-wegungsstörung der betroffenen Wandanteile und ggf. im Verlauf eine *aneurysmatische Aus-weitung* darstellen. Eine Dilatation des rechten Ventrikels, eine Papillarmuskeldysfunktion mit konsekutiver Trikuspidalklappeninsuffizienz, die Entstehung eines *Perikardergusses* sowie einer *Ventrikelperforation* (RVFW!) wären als Kompli-kationen eines Hinterwandinfarktes mit rechts-ventrikulärer Beteiligung denkbar und wurden vereinzelt beschrieben. Ein Ventrikelseptumde-fekt kann jedoch auch im Rahmen eines inferio-ren Infarktes auch ohne eine rechtsventrikuläre Beteiligung vorkommen.

Eine *Thrombenbildung* im Apexbereich mit daraus resultierenden Lungenembolien nach ei-nem rechtsventrikulären Infarkt ist zwar selten, sollte jedoch echokardiographisch ausgeschlos-sen werden.

Rechtsventrikuläre Kardiomyopathie

Bei der dilatativen Kardiomyopathie ist überwie-gend der linke Ventrikel betroffen. In den meis-ten Fällen ist aber das rechte Herz ebenfalls in Mitleidenschaft gezogen worden.

Vereinzelt wurden isolierte Kardiomyopathien des rechten Ventrikels beschrieben. Hierbei steht neben einer Rechtsherzinsuffizienz oft eine vent-rikuläre Arrhythmie im Vordergrund.

Bei *isolierter rechtsventrikulärer Kardiomyopa-thie* ist eine deutliche Vergrößerung des rechten Ventrikels mit einer eingeschränkten globalen systolischen rechtsventrikulären Funktion mit inversem Bewegungsablauf des Septums bei ge-ringer Vergrößerung des linken Ventrikels zu be-obachten. Eine *rechtsventrikuläre Kardiomyo-pathie* findet sich meistens bei jungen Patienten mit linksschenkelblockartig deformierten ven-trikulären Extrasystolien, ventrikulären Salven und Kammertachykardien. Echokardiographisch zeigt sich häufig ein im unterschiedlichen Maße überwiegend nur gering vergrößerter rechter Ventrikel. Eine histologisch *fibrotische* und z.T.

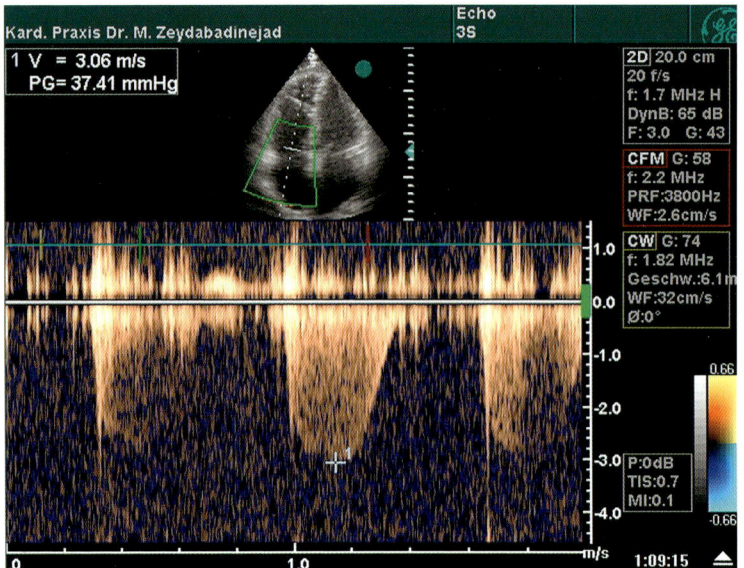

Abb. **26.1** Apikaler Vierkammerblick. Leichtgradige pulmonale Hypertonie bei COPD mit einem sPAP von 47 mmHg.

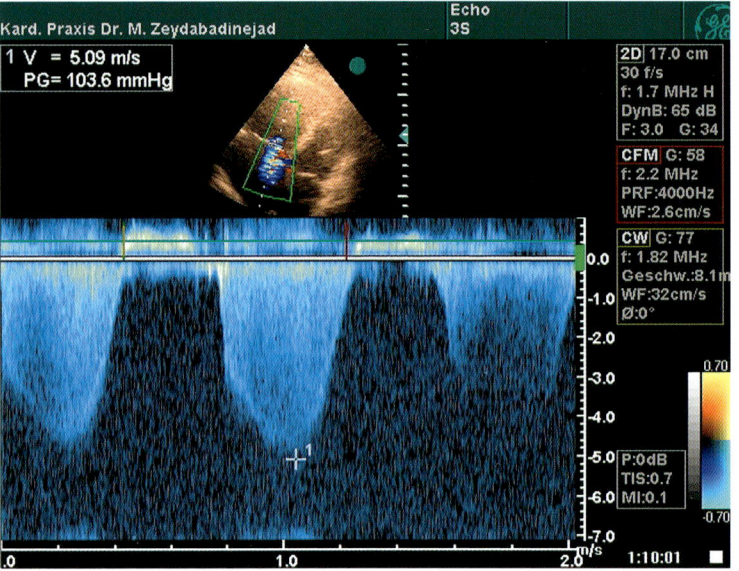

Abb. **26.2** Vierkammerblick mit Abschätzung des systolischen Pulmonalarteriendrucks über einer Trikuspidalklappeninsuffizienz – sPAP über 110 mmHg bei einem Patienten mit hochgradiger PAH bei systemischer Sklerodermie.

durch *Fettgewebe* ersetzte Muskulatur des rechten Herzens ist echokardiographisch schwer zu differenzieren. Hier kann eine abnorme Trabekularisierung im Bereich der freien Wand unmittelbar unterhalb des Trikuspidalklappenringes bei verdünnter freier Wand sowie bei auffällig kräftigem Moderatorband vorkommen (Darstellung ggf. mittels Kardio-MRT). Die globale rechtsventrikuläre Funktion ist meist nur gering eingeschränkt.

Die angeborenen und erworbenen Krankheitsbilder mit Shuntvitien, Klappenvitien und Anomalien u.a. können echokardiographisch ggf. mittels transösophagealer Echokardiographie unter Einsatz von Echo-Kontrast zuverlässig abgegrenzt werden.

Pulmonale arterielle Hypertonie (PAH)

Definition

Die PAH ist eine lebensbedrohliche Erkrankung mit stark eingeschränkter körperlicher Leistungsfähigkeit und Lebenserwartung. Sie zählt zu den seltenen Erkrankungen und wird meist erst spät erkannt. Die PAH ist gekennzeichnet durch einen erhöhten mittleren Druck in der Pulmonalarterie von mehr als 25 mmHg in Ruhe bzw. von mehr als 30 mmHg unter Belastung (s. a. Tab. 1).

> WHO-Definition der pulmonalen arteriellen Hypertonie (PAH): pulmonale arterielle Mitteldrücke *über 25 mmHg in Ruhe* bzw. *über 30 mmHg unter Belastung* gelten als pulmonale Hypertonie.

Tab. 2 führt die Klassifikation der pulmonalen Hypertonie (Weltkongress in Venedig, Juni 2003) auf.

Pathogenese

Das Endothel als Auskleidung der Gefäße stellt das größte Organ des Körpers dar. Es hat eine Oberfläche von rund 500 Quadratmetern, welches der Größe von ca. fünf Tennisplätzen entspricht. Seine passive Rolle als Grenzfläche wird durch seine bedeutsame aktive Rolle als „Regulator des Gefäßtonus" ergänzt. Das Endothel bildet einerseits wichtige Vasodilatatoren, z.B. Stickstoffmonoxid (NO), andererseits potente Vasokonstriktoren wie das Endothelin. Das Endothelin hat eine besondere Bedeutung insbesondere bei kardiovaskulären Erkrankungen.

In der Pathogenese der pulmonalen arteriellen Hypertonie spielt das Endothelin-1 (ET-1) eine zentrale Rolle. Durch die Bindung an die Endothelinsubrezeptoren ETA und ETB vermittelt Endothelin-1 seine Wirkung. Bei PAH-Patienten korreliert der Schweregrad der Erkrankung mit der Höhe des Endothelin-1-Plasmaspiegels. Ein erhöhter Endothelin-1-Spiegel führt zu einer Vasokonstriktion der pulmonalen Gefäße mit begleitender inflammatorischer Reaktion der Gefäßwände und konsekutiver Hypertrophie und Fibrosierung.

Im Folgenden werden die wichtigsten Endothelin-Wirkungen zum Verständnis des Pathomechanismus der PAH genannt.

Tabelle 1 Schweregradeinteilung der pulmonalen arteriellen Hypertonie (mod. nach Rosenkranz)

Schweregrad	Echokardiographie	Rechtsherzkatheter
leicht	sPAP 35 – 50 mmHg	mPAP > 25 mmHg (in Ruhe) (> 30 mmHg bei Belastung) PVR > 3 mmHg/l/min (WE)
mittel	sPAP > 50 mmHg	mPAP > 35 mmHg
schwer	RV-Funktion mäßig eingeschränkt	SvO_2 < 60 %
sehr schwer	RV-Funktion hochgradig eingeschränkt	SvO_2 < 50 %

Tabelle **2**   Neue Klassifikation der pulmonalen Hypertonie (Weltkongress in Venedig, Juni 2003)

1. Pulmonale arterielle Hypertonie (PAH)
- ❖ Idiopathisch (IPAH)
- ❖ Familiär (FPAH)
- ❖ PAH in Verbindung mit (APAH):
  - – Kollagenosen
  - – Angeborenen Herzfehlern
  - – Portaler Hypertonie
  - – HIV-Infektion
  - – Medikamenten und Toxinen (v. a. Appetitszügler)
  - – Anderen
- ❖ PAH mit signifikanter venöser und/oder kapillärer Beteiligung (Hämangiomatose, Venenverschlusserkrankungen)
- ❖ Persistierende pulmonale Hypertonie bei Neugeborenen (PHN)

2. Pulmonale Hypertonie mit Linksherzerkrankung
- ❖ Linksatriale bzw. linksventrikuläre Herzerkrankungen
- ❖ Linksseitige valvuläre Herzerkrankungen

3. Pulmonale Hypertonie mit Lungenerkrankungen und/oder Hypoxämie
- ❖ Chronisch-obstruktive Lungenerkrankungen (COPD)
- ❖ Interstitielle Lungenerkrankungen
- ❖ Schlafbezogene Atemstörungen (v. a. obstruktive Schlafapnoe), zentrale alveoläre Hypoventilation, Höhenerkrankungen bei chronischer Höhenexposition, Lungenerkrankungen bei Frühgeborenen

4. Pulmonale Hypertonie infolge chronischer thrombotischer und/oder embolischer Erkrankungen (CTEPH)
- ❖ Obstruktion der distalen Pulmonalarterien
- ❖ Obstruktion der proximalen Pulmonalarterien
- ❖ Lungenembolien (Tumoren, Parasiten, Fremdmaterial)

5. Andere
- ❖ Sarkoidose, Histiozytosis X, Lymphangiomatose, Kompression von Pulmonalgefäßen (Adenopathien und Tumoren, fibrosierende Mediastinitis)

Endothelin-Wirkung
Gefäße und glatte Muskulatur
- ❖ initial geringe Dilatation
- ❖ starke anhaltende Konstriktion
- ❖ Kontraktion von Arteriolen, Venolen und einigen großen Arterien
- ❖ starke mitogene Wirkung
- ❖ Remodeling und Kollagen-Deposition

Herz
- ❖ positiv chronotrope und inotrope Wirkung
- ❖ Ausbildung einer Hypertrophie

Lunge
- ❖ Bronchokonstriktion
- ❖ Gefäßkonstriktion

Diese Vorgänge bewirken eine progrediente Abnahme des Gefäßquerschnittes und dadurch eine pulmonale Druckerhöhung. Die fatale Folge dieser pathophysiologischen Veränderungen ist die terminale Rechtsherzinsuffizienz. Entsprechend ist somit die häufigste Todesursache der Patienten mit pulmonaler arterieller Hypertonie das Rechtsherzversagen. Unbehandelt überleben die Patienten im Durchschnitt nur 2,8 Jahre und sterben dann meist an terminalem Rechtsherzversagen.

Symptome und klinische Befunde

Die späte Diagnosestellung der PAH beruht auf der Tatsache, dass die betroffenen Patienten zu Beginn über unspezifische und über primär nicht richtungsweisende Symptomatik klagen. Schleichende Belastungsdyspnoe mit Müdigkeit oder mangelnder körperlicher Belastbarkeit sind unspezifische initiale Symptome bei Patienten mit pulmonaler Hypertonie. Diese unspezifische Symptomatik wird häufig nicht erkannt und meist fehlinterpretiert, sodass oft „Verlegenheitsdiagnosen" wie Asthma, chronisch-obstruktive Lungenerkrankungen, Depressionen, psychogene Dyspnoe sowie Trainingsmangel gestellt werden. Dadurch geht wertvolle Zeit bei dieser prognos-

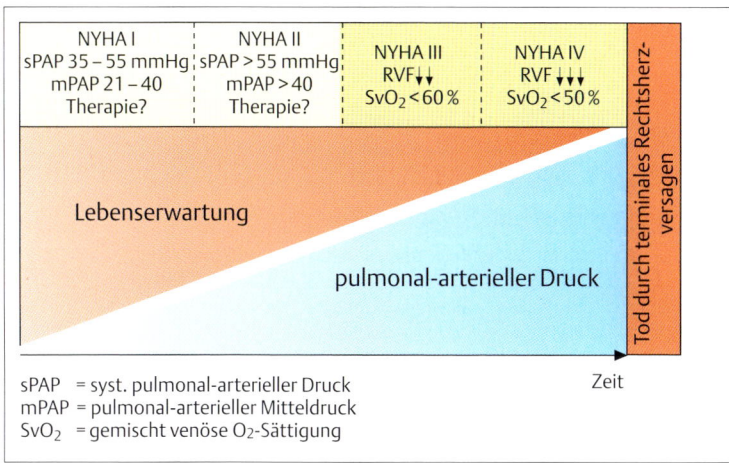

| NYHA I
sPAP 35 – 55 mmHg
mPAP 21 – 40
Therapie? | NYHA II
sPAP > 55 mmHg
mPAP > 40
Therapie? | NYHA III
RVF↓↓
SvO₂ < 60 % | NYHA IV
RVF↓↓↓
SvO₂ < 50 % | |

Lebenserwartung

pulmonal-arterieller Druck

Tod durch terminales Rechtsherzversagen

Zeit

sPAP = syst. pulmonal-arterieller Druck
mPAP = pulmonal-arterieller Mitteldruck
SvO₂ = gemischt venöse O₂-Sättigung

Abb. 27 Progression der pulmonalen arteriellen Hypertonie (PAH) ohne effektive Therapie mit eingeschränkter Prognose führt zu einer verkürzten Lebenserwartung aufgrund der Entstehung eines Rechtsherzversagens.

tisch ungünstigen Erkrankung verloren. Oft wird erst nach Manifestation einer Rechtsherzinsuffizienz mit einer *limitierenden Prognose* eine weitergehende Diagnostik veranlasst.

Häufigste Symptome bei PAH
- Belastungsdyspnoe
- rasche Ermüdbarkeit
- Herzpalpitationen
- Synkopen (bei schwerer PAH)
- pektanginöse Beschwerden
- Ödeme
- Aszites

Die unspezifische initiale Symptomatik bei PAH führt oft zur Fehldiagnose!

Mögliche klinische Befunde bei PAH
- evtl. Zyanose (peripher)
- Herzpalpitationen
- Turbulenzphänomene in der Pulmonalisstrombahn
- Halsvenenpulsationen und -stauung (spät)

Diagnostik und Stellenwert der Echokardiographie

Voraussetzung für eine Frühdiagnose ist die systematische *Einbeziehung der PAH in die differenzialdiagnostischen Überlegungen bei Abklärung einer unklaren Dyspnoesymptomatik.* Beim Symptom der Belastungshypertonie sollte an das Vorhandensein einer möglichen pulmonalen Hypertonie gedacht werden, um weitere Klärungen zu veranlassen. Die Heterogenität des Krank-

heitsbildes erfordert eine intensive diagnostische Überlegung und eine enge Kooperation zwischen Hausarzt, Internisten, Pulmologen, Rheumatologen, Kardiologen und Angiologen.

Da ca. sechs Prozent aller PAH-Fälle familiär gehäuft auftreten, sollte eine **exakte Familienanamnese** erhoben werden. Hierbei ist darauf zu achten, dass bei familiärem Auftreten dieser Erkrankung eine oder mehrere Generationen übersprungen werden können.

Tab. **3** zeigt die Stufendiagnostik bei Verdacht auf pulmonale arterielle Hypertonie (PAH) (modifiziert nach Winkler 2003).

Neben den routinediagnostischen Methoden wie *EKG, Röntgen-Thorax* oder *Spirometrie* besitzt die **Echokardiographie** einen besonderen Stellenwert bei der Früherkennung der pulmonalen arteriellen Hypertonie.

Tab. **4** zeigt den Stellenwert der EKG-, Röntgen-, CT-, MRT- und Lungenfunktionsdiagnostik mit möglichen pathologischen Befunden bei PAH.

Im Rahmen einer routinemäßigen echokardiographischen Untersuchung wird meistens eine Beurteilung des rechten Herzens vernachlässigt bzw. nur noch orientierend durchgeführt. Bei der *Abklärung einer unklaren Dyspnoesymptomatik* sollte jedoch eine Beurteilung des rechten Herzens gezielt verlangt werden.

Die **Echokardiographie** besitzt von allen nichtinvasiven Methoden zur Beurteilung einer pulmonalen arteriellen Hypertonie die **höchste Spezifität** und eine **gute Sensitivität**.

Tabelle **3**   Erweiterte Diagnostik bei Verdacht auf pulmonale Hypertonie und ggf. Abklärung der Genese (mod. nach Winkler)

- ❖ **Klinik:** Leitsymptome, Dyspnoe, funktionelle NYHA-Klasse?
- ❖ **Anamnese:**
  Beginn und Verlauf der Symptome:
  Frühere thromboembolische Ereignisse?
  Medikamenteneinnahme?
  Hinweis auf Kollagenose?
  Reiseanamnese.
  PAH in der Familie?
  Zustand nach Ablation bei Vorhofflimmern?
- ❖ **EKG**
- ❖ **Röntgen-Thorax in zwei Ebenen:**
  Kalibersprung?
  RV-Vergrößerung?
  Pulmonale Grunderkrankung?
- ❖ **Lungenfunktion:**
  – Bodyplethysmographie
  – Diffusionskapazität
- ❖ Blutgasanalyse
- ❖ **Echokardiographie/Stressechokardiographie (ggf. transösophageal)**
- ❖ **6-Minuten-Gehstrecke**
- ❖ Sonographie-Abdomen (insbesondere bei Hinweisen für Lebererkrankungen bzw. portale Hypertension)
- ❖ Ventilations-Perfusions-Szintigraphie: Lungenembolie?
- ❖ Spiral-CT des Thorax/HRCT: Erkrankung der Lunge? Lungenembolie?
- ❖ Duplexsonographie der Venen der unteren und oberen Extremitäten: Thrombose u. a.?
- ❖ Ggf. A.-pulmonalis-Angiographie: Lungenembolie? Vitien? u. a.
- ❖ Linksherzkatheter: Vitien? KHK? DCM u. a.?
- ❖ **Labor:**
  – Gerinnungsstatus
  – Troponin T
  – BNP
  – Transaminasen
  – Leberfunktiondiagnostik
  – Hepatitis-Serologie
  – HIV
  – Immunologie (ANA, evtl. anti-SCL70, ACA)
- ❖ **Rechtsherzkatheter ggf. mit Vasoreagibilitätsprüfung zur Bestätigung der Diagnose**

Einsatz der Echokardiographie bei PAH:
- ❖ Diagnose/Screening
- ❖ Differenzialdiagnose
  (z. B. angeborene Herzfehler)
- ❖ Schweregrad/Prognose
- ❖ Therapiekontrolle

Tabelle **4**   Übersicht: EKG-, Röntgen-, CT-, MRT- und Lungenfunktionsdiagnostik in Zusammenhang mit einer möglichen PAH

Mögliche EKG-Veränderungen (nicht obligat):
- ❖ P-Pulmonale
- ❖ Rechtslagetyp/überdrehter Rechtstyp
- ❖ SIQIII-Typ
- ❖ SI/SII/SIII-Typ
- ❖ Rechtsschenkelblockierungen
- ❖ Erregungsrückbildungsstörungen in den Brustwandableitungen u. a.

Ein normales EKG schließt eine pulmonale Hypertonie nicht aus!

Mögliche Veränderungen im Röntgenbild (in zwei Ebenen):
- ❖ Rechtsbetontes Herz mit RA- und RV-Vergrößerungen
- ❖ Prominentes Pulmonalissegment
- ❖ Kräftige zentrale Pulmonalgefäße
- ❖ Gleichzeitig rarefizierte periphere Gefäßzeichnung (Kalibersprung!)

Spiral-CT/HRCT/MRT:
- ❖ Erweiterung der Pulmonalarterien?
- ❖ RV-Dilatation?/Verdickung der rechtsventrikulären freien Wand?
- ❖ Pulmonale Grunderkrankung?
- ❖ PVOD?

Lungenfunktionsdiagnostik:
- ❖ Ausschluss primär pulmonaler Genese der Dyspnoe (bei PAH meistens leichte restriktive und obstruktive Ventilationsstörung)
- ❖ Häufig eingeschränkte Diffusionskapazität der Lungen (DLCO)

Es muss allerdings betont werden, dass eine gut kompensierte pulmonale Hypertonie selbst bei stark erhöhten pulmonalen Druckwerten einer oberflächlich durchgeführten Untersuchung entgehen kann. Nur durch eine gründliche echokardiographische Untersuchung einschließlich Abschätzung des systolischen pulmonalen Drucks anhand des maximalen systolischen Druckgradienten (ΔPmax) zwischen dem rechten Ventrikel und dem rechten Vorhof über eine Trikuspidalklappeninsuffizienz kann der systolische pulmonale arterielle Druck ermittelt werden. Eine echokardiographische Untersuchung zur Abklärung einer unklaren Dyspnoe, die nicht durch andere Grunderkrankungen erklärt werden kann, ist *zwingend notwendig*. Eine routinemäßige, *jährliche echokardiographische Untersuchung* der Patienten aus Hochrisikogruppen (u. a. bekannte Sklerodermie oder familiäre PAH-Häufung) ist

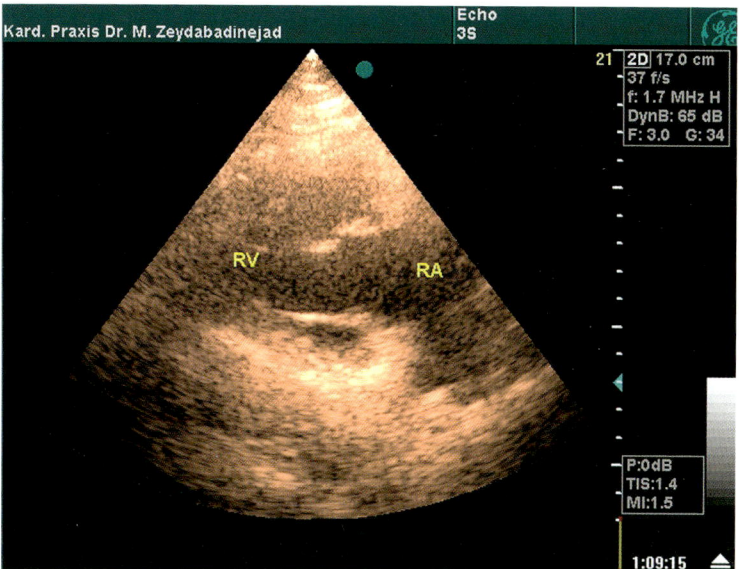

Abb. **28.1** Zweikammerblick des rechten Herzens bei modifizierter parasternaler Anlotung (nach lateral gekippt aus der parasternalen langen Achse) mit Darstellung des rechten Ventrikels, des rechten Vorhofs und der Trikuspidalklappe bei einem Patienten mit pulmonaler Hypertonie.

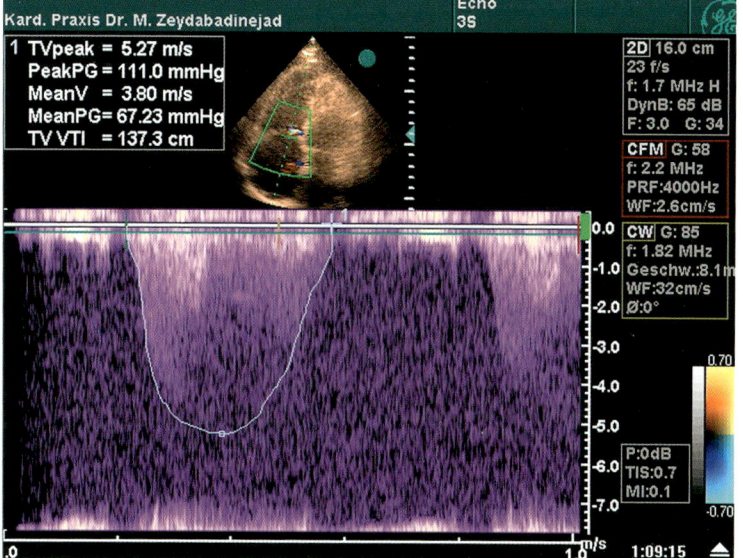

Abb. **28.2** Apikaler Vierkammerblick. Hochgradige idiopathische pulmonale arterielle Hypertonie mit geschätztem pulmonalen systolischen Arteriendruck von über 120 mmHg unter Ruhebedingungen!

aufgrund der limitierten Prognose der PAH zu empfehlen. Eine Doppler-Stressechokardiographie sollte bei Verdacht auf eine latente PAH eingesetzt werden, um die PA-Druckwerte unter Belastung zu überprüfen (siehe auch Anhang).

Abb. **28.1 – 28.4** zeigen eine hochgradige pulmonale Hypertonie aus unterschiedlichen Anlotungen mit Erfassung des systolischen pulmonalen Drucks.

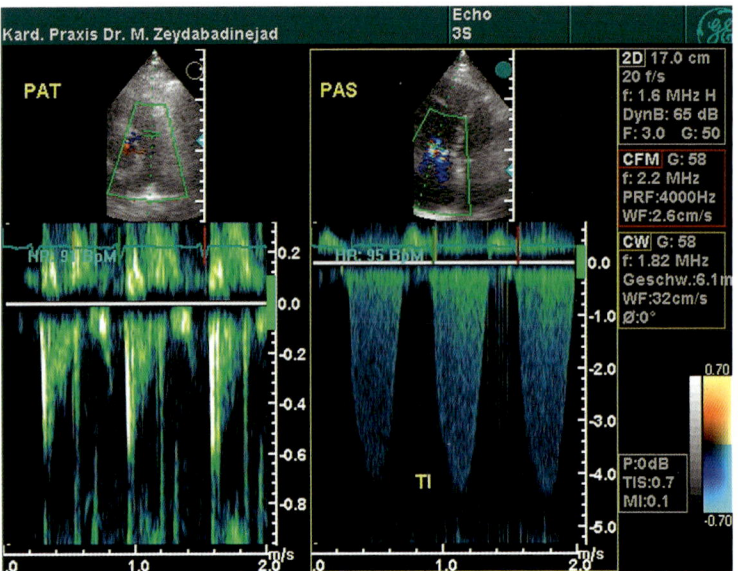

Abb. **28.3**   Parasternale kurze Achse in Höhe der Pulmonalklappe mit deutlicher Verkürzung der pulmonalen Akzelerationszeit (PAT) bei einem Patienten mit hochgradiger PAH bei systemischer Sklerodermie.

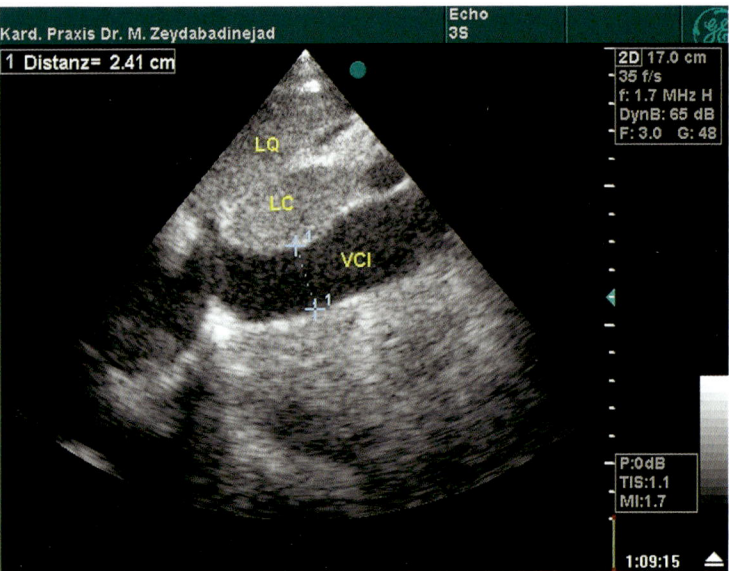

Abb. **28.4**   Darstellung der V. cava inferior (VCI) bei einer Patientin mit PAH. Es zeigt sich ein fehlender inspiratorischer Kollaps der VCI von subkostal.

Eine definitive Diagnose der PAH kann mittels Rechtsherzkatheteruntersuchung bestätigt werden. Die Rechtsherzkatheteruntersuchung gilt weiterhin als **„Goldstandard"** bei der diagnostischen Abklärung der pulmonalen arteriellen Hypertonie und ermöglicht u. a. eine *genaue Charakterisierung der pulmonalen und systemischen Hämodynamik*, eine Bestimmung der zugrunde liegenden *pulmonalen vaskulären Widerstandssteigerung* sowie einer konsekutiven rechtsventrikulären Insuffizienz. Von prognostischer Bedeutung sind hierbei das Herzminutenvolumen sowie assoziierte Parameter (Herzindex, avDO$_2$, SvO$_2$) und der rechtsatriale Druck. Ferner lässt sich mittels einer Rechtsherzkatheteruntersuchung eine *pulmonale venöse Druckerhöhung* ausschließen. Eine *Vasoreagibilitätstestung* mit kurzwirksamen Vasodilatanzien wie Stickstoffmonoxid insbesondere bei Verdacht auf eine idiopathische PAH (früher primäre pulmonale Hypertonie genannt) wird ebenfalls im Rahmen der RHK-Untersuchung durchgeführt und hat prognostische Bedeutung hinsichtlich einer medikamentösen Therapie mit Kalziumantagonisten (5–10 % Responder). Eine Einschwemmkatheteruntersuchung unter Belastung erlaubt die Beurteilung der pulmonalen Druck-/Flussbeziehung und der rechtsventrikulären Belastungsinsuffizienz. Eine latente PAH lässt sich somit unter Belastung demaskieren. Weitere prognostische Parameter sind mittels **Spiroergometrie** zu gewinnen. Diese ermöglicht eine objektive Beurteilung der kardiopulmonalen Belastbarkeit und eignet sich besonders neben dem **Sechs-Minuten-Gehtest** zur Therapiekontrolle. Hier lassen sich gut reproduzierbare Resultate über die körperliche Belastbarkeit liefern. Dieser Test hat ebenfalls eine prognostische Aussagekraft bezüglich der Lebenserwartung. Bei einer Gehstrecke von unter 380 Metern ist z. B. die Lebenserwartung signifikant eingeschränkt.

Aktuelle Therapie der pulmonalen arteriellen Hypertonie mittels dualer Endothelin-Rezeptor-Blockade

Die neuen Ergebnisse zu der pathogenetischen Endothelinwirkung haben zur Entwicklung eines effektiven Therapieansatzes geführt. Bosentan ist zurzeit der einzige zugelassene orale duale Endothelin-Rezeptor-Antagonist. Bosentan blockiert die schädigende Endothelin-1-Wirkung an den Endothelin-A- und an den Endothelin-B-Rezeptoren und greift somit zielgerichtet in das Geschehen ein. Entscheidend ist dabei vor allem der antiinflammatorische, antifibrotische und antiproliferative Effekt von Bosentan. Bosentan steht neben Sildenafil aufgrund der überzeugenden klinischen Studienergebnisse mit der höchsten Evidenzstufe (A) an erster Stelle im internationalen Behandlungsalgorithmus der pulmonalen Hypertonie bei Patienten mit der funktionellen NYHA-Klasse III (s. Abb. **A 5**, S. 71). Die Therapie mit Bosentan per os führt zu einer Steigerung der Gehstrecke und zu einer Verbesserung der Hämodynamik. Die Zeit bis zur klinischen Verschlechterung als Maß der Krankheitsprogression konnte unter Bosentan im Vergleich zu Plazebo bereits nach 28 Wochen signifikant verlangsamt werden. Aktuelle Studien belegen ebenfalls gute Therapieansätze unter PDE-5-Hemmern (Ghofrani et al., AHA Scientific Sessions, 2004). Bei rechtzeitiger Diagnosestellung und anschließender Einleitung einer effektiven Therapie kann die Prognose der PAH-Patienten signifikant verbessert werden. Die klinische Verdachtsdiagnose sollte mittels Echokardiographie überprüft und ggf. durch eine Rechtsherzkatheteruntersuchung reevaluiert werden. Hierbei sollten mittels pharmakologischer Testung der pulmonalen Vasoreagibilität (Schema siehe Abb. **29**) die therapeutischen Optionen im Hinblick auf den Einsatz eines Kalziumantagonisten überprüft werden.

Vor allem bei Bindegewebserkrankungen (Übersicht siehe Tab. **5**) sind die Sklerodermie und deren CREST-Variante am häufigsten mit einer pulmonalen arteriellen Hypertonie assoziiert. Die Prävalenz der PAH bei Patienten mit Sklerodermie liegt bei ca. 10–15 %.

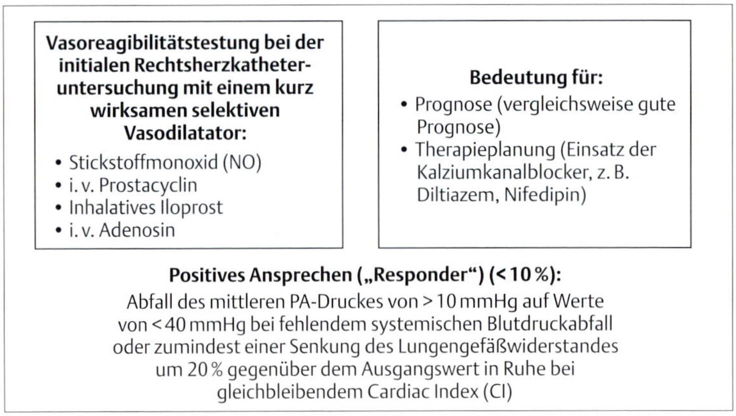

Vasoreagibilitätstestung bei der initialen Rechtsherzkatheter-untersuchung mit einem kurz wirksamen selektiven Vasodilatator:

- Stickstoffmonoxid (NO)
- i. v. Prostacyclin
- Inhalatives Iloprost
- i. v. Adenosin

Bedeutung für:

- Prognose (vergleichsweise gute Prognose)
- Therapieplanung (Einsatz der Kalziumkanalblocker, z. B. Diltiazem, Nifedipin)

Positives Ansprechen („Responder") (< 10 %):
Abfall des mittleren PA-Druckes von > 10 mmHg auf Werte von < 40 mmHg bei fehlendem systemischen Blutdruckabfall oder zumindest einer Senkung des Lungengefäßwiderstandes um 20 % gegenüber dem Ausgangswert in Ruhe bei gleichbleibendem Cardiac Index (CI)

Abb. **29** Vasoreagibili-tätstestung mittels Rechtsherzkatheter-untersuchung mit einem kurz wirksamen selektiven Vasodilatator.

Tabelle **5** Hohe Inzidenz der pulmonalen arteriellen Hypertonie bei Bindegewebserkrankungen erfordert ein jährliches Screening mittels Echokardiographie (nach Hoeper)

Bindegewebserkrankung	PAH-Inzidenz
Progressive systemische Sklerose	ca. 10 %
CREST-Syndrom	10 – 33 %
Systemischer Lupus erythematodes	5 – 10 %
Polymyositis/Dermatomyositis	< 5 %
Rheumatoide Arthritis	< 5 %
Sjögren-Syndrom	< 5 %

Schlussfolgerungen

❖ Die Echokardiographie ist eine zuverlässige Methode zur Früherkennung einer PAH bei Patienten mit unklarer Dyspnoe.
❖ Ein echokardiographisches Screening der Patienten mit bestehendem Risiko für die Entwicklung einer PAH sollte jährlich erfolgen.
❖ Die Diagnose sollte ggf. mittels RHK reevaluiert werden.
❖ Mittels 2D-Echokardiographie ist eine morphologische (RA- und RV-Dilatation/Hypertrophie, LV-EI, TAPSE, Perikarderguss u. a.) und mittels Dopplerechokardiographie eine funktionelle Beurteilung (Tei-Index, systolischer PA-Druck, mittlerer und diastolischer PA-Druck, PAT u. a.) möglich.

Literatur

Biamino G, Lange L. Echokardiographie – Stellenwert in der kardiologischen Diagnostik, Reihe Kardiologie, Aktuelles Wissen, Hoechst 1983

Böhmeke T, Weber K. Checkliste Echokardiographie, 2. Aufl. Stuttgart, New York: Thieme, 1998

Buchwalsky R: Einschwemmkatheter. Erlangen: perimed Spitta, 1992

Cheitlin MD et al. ACC/AHA/ASE 2003 Guideline Update for the clinical application of echocardiography. A report of American College of Cardiology/American Heart Association Task Force on Practice Guidelines. J Am Soc Echocardiogr 2003; 10: 1091 – 1110

www.chestnet.org

Drexler H. Endothelfunktion bei kardiovaskulären Erkrankungen. Bremen: Unimed, 2000

Dupuis J. Endothelin receptor antagonists and their developing role in cardiovascular therapeutics. Can J Cardiol 2000; 16: 903 – 909

Erbel R. Funktionsdiagnostik des linken Ventrikels mittels zweidimensionaler Echokardiographie. Darmstadt: Steinkopff, 1983

www.echobasics.de

Fehske W, Köhler J, Kessel D, Rabahieh R, Hagendorff A, Stevens K, Niedeggen A, Lüderitz B. Dopplerechokardiographische Darstellung konstruktionsbedingter Regurgitationen an technischen Herzklappenprothesen. Z Kardiol 1992; 81: 627 – 635

Fehske W. Praxis der konventionellen und der farbcodierten Dopplerechokardiographie. Bern: Huber, 1988

Feigenbaum H. Echocardiography. 6th ed. Philadelphia: Lippincott Williams & Wilkins, 2005

Flachskampf F. Praxis der Echokardiographie. Stuttgart, New York: Thieme, 2002

Ghio S. The role of Right Ventricular Function in Chronic Heart Failure. www.fac.org/ar/scvc/llave/heartfai/ghio

Ghofrani A et al. New approaches to the treatment of pulmonary atrial hypertension. J Am Coll Cardiol 2003; 42: 158 – 164

Grube E. Zweidimensionale Echokardiographie. Stuttgart, New York: Thieme, 1985

Grünig E. Primäre pulmonale Hypertonie. www.klinikum.uni-heidelberg.de/Arbeitsgruppe_primaere_pulmonale_Hypertonie

Halte L, Angelson B. Doppler ultrasound in cardiology: Physical principles and clinical applications. 2nd ed. Philadelphia: Lea & Febiger, 1985

www.hiv.net

Hoeper M. Pulmonary hypertension in collagen vascular disease. Eur Respir J 2002; 19: 571 – 576

Hoeper M. Endothelin-Rezeptor-antagonismus als neues therapieprinzip bei kardiovaskulären Erkrankungen. Bremen: UniMed, 2003

Hoeper M et al. Diagnosis and management of pulmonary arterial hypertension. Eur Respir J 2004; 24: 353 – 359

Hofmann H, Meinertz T, Kaper W, Geibel A, Just H. Echokardiografie in der Diagnostik der Lungenarterienembolie. Dtsch Med Wschr 1992; 117: 21 – 26

Hoffmann R et al. Positionspapier zu Qualitätsstandards in der Echokardiographie. Deutsche Gesellschaft für Kardiologie (download)

Köhler E. Klinische Echokardiographie. Stuttgart, New York: Enke, 1996

Krahwinkel W, Moltzahn S, Zeydabadinejad M. Echokardiographie der künstlichen Herzklappen. Stuttgart, New York: Thieme, 1995

Kruck I, Biamino G. Quantitative Methoden der M-Mode-, 2D- und Dopplerechokardiographie. Mannheim: Boehringer, 1988

www.kup.at/kardiologie

Laban JP, Dibold B, Zelinski R, Lafay M, Raffoui H, Rochemoure J. Noninvasive estimation of systolic pulmonary artery pressure using Doppler echocardiography in patients with chronic obstructive pulmonary disease. Chest 1989; 6: 1258 – 1262

Migueres M, Escamilla R, Cocu F, Didier A, Krempf M. Pulsed Doppler echocardiography in the diagnosis of pulmonary hypertension in chronic obstructive pulmonary disease. Chest 1990; 98: 280–285

Moltzahn S, Zeydabadinejad M. Ein- und zweidimensionale Echokardiographie, 3. Aufl. Stuttgart, New York: Thieme, 1992

Mopurgo M, Denolin H, Jezek V. Noninvasive assessment of pulmonary arterial hypertension in chronic lung disease, Why and how? Eur Heart J 1987; 8: 564–568

Mügge A, Daniel WG, Herrmann G, Simon R, Lichtlen PR. Quantification of tricuspid regurgitation by Doppler color flow mapping after cardiac transplantation. Am J Cardiol 1990; 66: 884–887

Netter FH, Stauch M. Farbatlanten der Medizin, Bd. 1, Herz, Sonderausgabe. Stuttgart, New York: Thieme, 1990

Olschewski H, Seeger W. Pulmonale Hypertonie. Bremen: UniMed 2000

Otto C. Textbook of Echocardiography. 3rd ed. Philadelphia: WB Saunders, 2004

PPH-Selbsthilfegruppe Schweiz: www.lungenhochdruck.ch

Pulmonale Hypertonie (PH) e.V. Gemeinnütziger Selbsthilfeverein, www.phev.de, Patientenratgeber, Leben mit Lungenhochdruck, November 2004

Pulmonary Hypertension Association, www.phassociation,org. A patients survival guide

Quiñones MA et al. Recommendations for quantification of Doppler echocardiography. A Report from the Doppler Quantification Task Force of the Nomenclature and Standards Committee of the American Society of Echocardiography. J Am Soc Echocardiogr 2002; 15: 167–184

Rhodes J, Barst RJ, Garofano RP, Thoele DG, Gersony WM. Hemodynamic correlates of exercise function in patients with primary pulmonary hypertension. J Am Coll Cardiol 1991; 18: 1738–1744

Rosenkranz S. Therapie der pulmonalen Hypertonie: Gibt es eine effektive Therapie? www.medizin-uni-koeln.de/kliniken/innere3/Rosenkranz.pdf

Rubin LJ, Badesch DB, Barst RJ et al. Bosentan therapy for pulmonary arterial hypertension. New Engl J Med 2002; 346: 896–903

Schiebler TH, Schmidt W. Lehrbuch der gesamten Anatomie des Menschen. Berlin, Heidelberg, New York, Tokio: Springer, 1983

Schiller NB et al. Recommendations for quantification of the left ventricle by two dimensional echocardiography. J Am Soc Echocardiogr 1989; 2: 358–367

Schmailzl KJG. Kardiale Ultraschalldiagnostik. Berlin: Blackwell Wissenschaft 1994

The Task Force on Diagnosis and Treatment of Pulmonary Arterial Hypertension of the European Society of Cardiology. Guidelines on diagnosis and treatment of pulmonary arterial hypertension. Eur Heart J 2004; 25: 2243–2278

Tramarin R, Torbicki A, Marchandise B, Laban JP, Morpurgo M. Doppler echocardiographic evaluation of pulmonary artery pressure in chronic obstructive pulmonary disease. A European Heart Journal multicentre study. Eur Heart J 1991; 12: 103–111

Voelker W et al. Strukturierter Datensatz zur Befunddokumentation in der Echokardiographie. www.dgk.org (download)

Winkler J, Seyfarth H-J, Hoheisel G, Halank M. Möglichkeiten und Grenzen des ambulanten Managements von Patienten mit pulmonalarterieller Hypertonie. Intensive- und Notfallbehandlung 2005; 2: 45–52

Zoghbi WA et al. Recommendations for evaluation of the severity of native valvular regurgitation with two-dimensional and Doppler echocardiography. J Am Soc Echocardiogr 2003; 16: 777–802

Anhang

Belastungsechokardiographie

Diese Untersuchung erfolgt nach den WHO-Kriterien des Belastungs-EKGs. Die echokardiographischen Aufzeichnungen werden auf dem speziellen Stressergometer in Linksseitenlage halbsitzend durchgeführt. Die erste Aufzeichnung erfolgt in Ruhe, anschließend nimmt der Patient die Belastungsposition ein. Nach stufenweiser Belastungssteigerung – beginnend mit 25 Watt und Erhöhung um weitere 25 Watt alle zwei Minuten bis Erreichen der alterskorrigierten Herzzielfrequenz – erfolgt die Aufzeichnung unter maximaler Belastung. Die dritte Aufzeichnung wird nach ca. sechs Minuten in der Nachbelastung durchgeführt. Im Rahmen eines Ischämienachweises werden die Wandbewegungen und die linksventrikuläre Funktion unter den verschiedenen Belastungsstufen miteinander verglichen. Eine belastungsinduzierte regionale Wandbewegungsstörung bzw. eine Verschlechterung der globalen systolischen linksventrikulären Funktion deutet auf eine Ischämie hin. Natürlich werden die belastungsabhängigen Beschwerden im Sinne einer Angina-pectoris- oder Dyspnoe-Symptomatik sowie EKG-Veränderungen berücksichtigt und gelten als Abbruchkriterien. Bei der Diagnostik einer belastungsabhängigen pulmonalen arteriellen Hypertonie (PAH) wird jeweils zu den oben genannten Echoaufzeichnungen der systolische Pulmonalarteriendruck über eine Trikuspidalklappeninsuffizienz abgeschätzt und verglichen. Eine Erhöhung des systolischen Pulmonalarteriendrucks über 50 mmHg unter Belastung gilt als pulmonale Hypertonie und sollte mittels einer Einschwemmkatheter-Untersuchung reevaluiert werden. Eine dynamische Stressechokardiographie ist nicht nur fahrradergometrisch sondern auch auf dem Laufband möglich (Abb. **A1**).

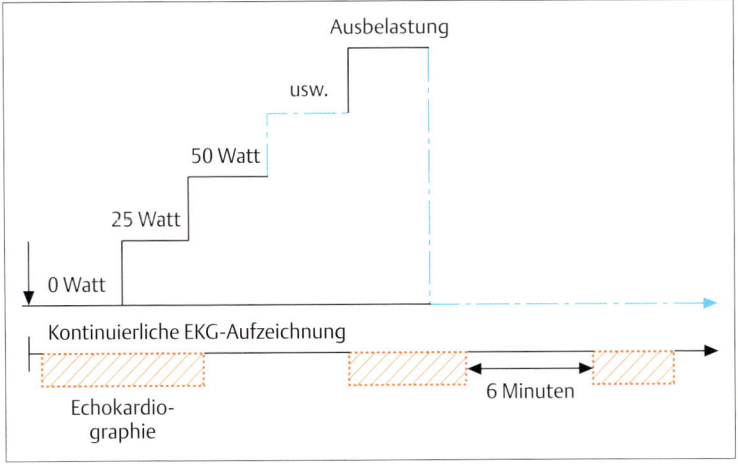

Abb. **A1** Belastungsechokardiographie/dynamische Stressechokardiographie zur Ischämiediagnostik und bei Verdacht auf latente pulmonale Hypertonie (Stressdopplerechokardiographie).

Dobutamin-Stressechokardiographie

Bei der Dobutamin-Stressechokardiographie erfolgt eine stufenweise pharmakologische Belastung mit Dobutamin bis maximal 40 µg pro Kilogramm Körpergewicht pro Minute. Die erste Belastungsstufe mit 5 µg/kg KG/Minute gilt als Vitalitätsnachweis und wird nur bei Vorhandensein akinetischer Wandanteile eingesetzt, um ein vitales Myokard (Hibernating) zu erkennen. Bei Vitalitätsnachweis wird eine Revaskularisation des betroffenen Areals angestrebt. Zum Ischämienachweis beginnt man mit 10 µg/kg KG/Minute und erhöht die Dosis um jeweils 10 µg/kg KG bis zur Endstufe von 40 µg/kg KG/Minute alle drei Minuten. Es erfolgt wie bei der dynamischen Stressechokardiographie eine kontinuierliche

Zwölf-Kanal-EKG-Aufzeichnung. Die echokardiographischen Aufzeichnungen werden vor der Belastung, nach der ersten Stufe, unter maximaler Belastung und in der Erholungsphase durchgeführt. Hier gelten die gleichen Ischämiekriterien wie bei der dynamischen Stressechokardiographie. Sollte die alterskorrigierte Zielfrequenz bei 40 µg Dobutamin/kg KG/Minute nicht erzielt werden, erfolgt eine fraktionierte Gabe von Atropinsulfat bis maximal 4 × 0,25 mg. Dobutamin kann bei Fehlen von Kontraindikationen (z. B. Asthma bronchiale) mit Metoprolol i. v. antagonisiert werden. Eine pharmakologische Stressechokardiographie ist ebenfalls mittels Adenosin möglich (Abb. **A2**).

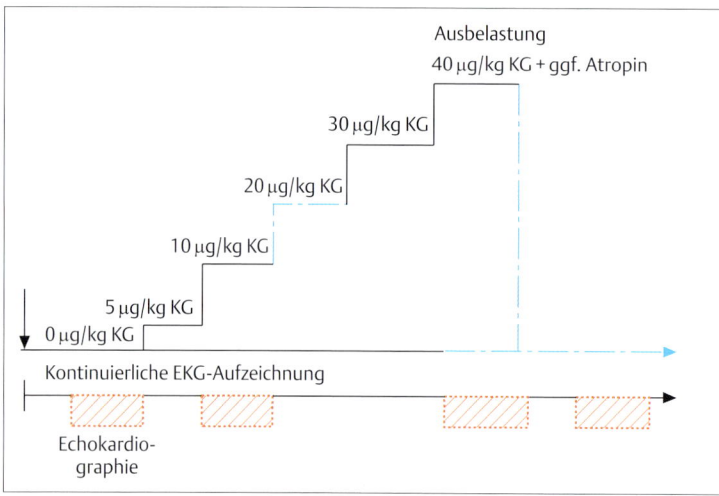

Abb. **A2** Dobutamin-Stressechokardiographie.

Normalwerte (Tab. **A 1, A 2**)

Tabelle **A 1**   Normwerte Hämodynamik

CO	Cardiac Output = Herzminutenvolumen	5 – 8 l/min
CI	Cardiac Index = Herzindex	2,5 – 4,5 l/min/m²
CVP (= ZVD)	Central venous pressure = zentraler Venendruck	5 mmHg
LAP	mittlerer linksatrialer Druck	2 – 12 mmHg
LVEDP	linksventrikulärer enddiastolischer Druck	8 – 13 mmHg
sPAP/dias	pulmonalarterieller Druck (sys./dias.)	15 – 25/5 – 15 mmHg
mPAP	pulmonalarterieller Mitteldruck	15 – 20 mmHg
PCWP	pulmonalkapillärer Verschlussdruck (= Wedge-Druck)	8 – 13 mmHg
RAP	rechter Vorhof-Mitteldruck	2 – 8 mmHg
RVP	rechtsventrikulärer Druck	
	❖ systolisch	15 – 30 mmHg
	❖ enddiastolisch	0 – 8 mmHg
PVR	pulmonary vascular resistance = pulmonaler Gefäßwiderstand	67 ± 30 dyn × s × cm^{-5}

Tabelle **A 2**   Echokardiographische Normwerte

Durchmesser

Aortenwurzel	< 40 mm
Aorta ascendens	< 40 mm
Aortenbogen	< 30 mm
Aorta descendens	< 20 mm
linker Vorhof	< 40 mm
rechter Vorhof	< 35 mm
rechter Ventrikel (ED)	< 30 mm
RVFW	< 5 mm
Vena cava inferior	< 20 mm
zentrale Lebervenen	< 10 mm
linksventrikuläres Septum	6 – 11 mm
linksventrikuläre Hinterwand	6 – 11 mm
linker Ventrikel – enddiastolisch	40 – 55 mm
linker Ventrikel – endsystolisch	variabel

Doppler-Geschwindigkeiten

Aortenklappe	1,35 (1,0 – 1,7) m/s
Mitralklappe	0,90 (0,6 – 1,3) m/s
Pulmonalklappe	0,75 (0,6 – 1) m/s
Trikuspidalklappe	0,50 (0,3 – 0,7) m/s

Fortsetzung nächste Seite

Tabelle **A2**   Echokardiographische Normwerte   *(Fortsetzung)*

Systolische LV-Funktion

Quantitative Beurteilung der systolischen LV-Pumpfunktion:

* normal | > 55 %
* leichtgradig eingeschränkt | > 40 %
* mittelgradig eingeschränkt | 30 – 40 %
* hochgradig eingeschränkt | < 30 %

* normal	> 55 %
* leichtgradig eingeschränkt	> 40 %
* mittelgradig eingeschränkt	30 – 40 %
* hochgradig eingeschränkt	< 30 %

RV-Funktion

* Tei-Index (myocardial performance index)	< 0,40
* TAPSE (tricuspid annular plane systolic excursion)	> 15 mm
* TDI-s (max. systolische Geschwindigkeit der freien basalen RV-Wand)	> 10 cm/s

PA-Druck

systolischer PA-Druck (sPAP) = Gradient der Trikuspidalinsuffizienz + RA-Druck (RAP = ZVD)

Normwerte:
* Ruhe bis 30 mmHg
* Belastung bis 40 mmHg

$sPAP = (Vmax^2 \times 4) + RAP$ (ZVD)

Der geschätzte RA-Druck ist maximal 5 mmHg, wenn die Vena cava inferior bei Inspiration komplett kollabiert. Der RA-Druck kann dann 10, 20, 30 mmHg hoch sein, bei gestauter Vena cava inferior und/oder Vorhandensein einer hochgradigen Trikuspidalinsuffizienz.

Hier wäre der Vergleich mit dem mPAP der Pulmonalinsuffizienz hilfreich (s. dort).

mittlerer PA-Druck (mPAP) = Gradient der Pulmonalinsuffizienz (M)

diastolischer PA-Druck (PAP diast.) = Gradient der Pulmonalinsuffizienz (D) + RAP

Perikarderguss

* Verlaufskontrolle im M-Mode
* Hinweis auf Vorhof- oder Ventrikelkompression?
* Verschiebung des Ventrikelseptums zum LV in der Inspiration?
* gestaute Vena cava inferior und Lebervenen?
* Ausschluss einer Vorhof- bzw. Ventrikelperforation, z. B. nach PM-/Defi-Implantation oder nach Myokardinfarkt

Echo-Pass (Abb. **A 3**)

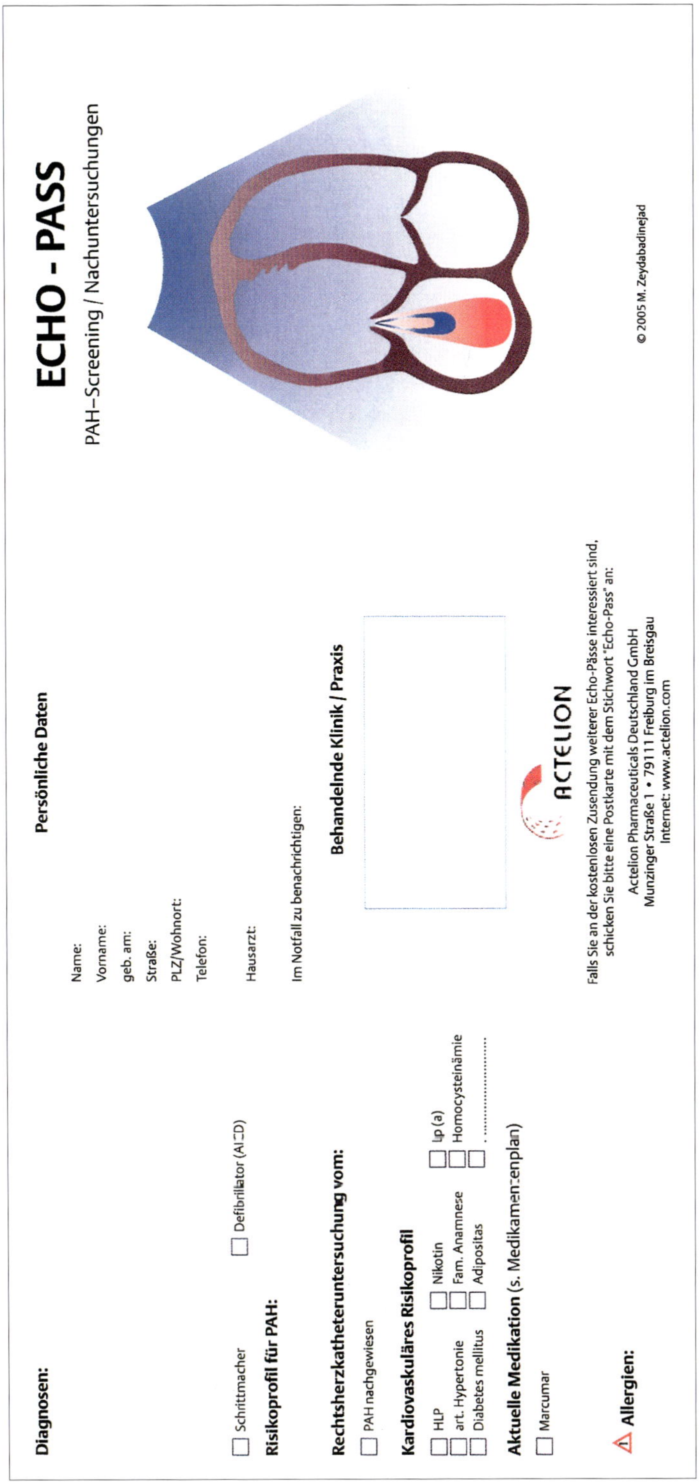

ECHO - PASS

PAH–Screening / Nachuntersuchungen

© 2005 M. Zeydabadinejad

Diagnosen:

☐ Schrittmacher   ☐ Defibrillator (AICD)

Risikoprofil für PAH:

Rechtsherzkatheteruntersuchung vom:

☐ PAH nachgewiesen

Kardiovaskuläres Risikoprofil

☐ HLP   ☐ Nikotin   ☐ Lp (a)
☐ art. Hypertonie   ☐ Fam. Anamnese   ☐ Homocysteinämie
☐ Diabetes mellitus   ☐ Adipositas   ☐ ....

Aktuelle Medikation (s. Medikamentenplan)

☐ Marcumar

⚠ **Allergien:**

Persönliche Daten

Name:
Vorname:
geb. am:
Straße:
PLZ/Wohnort:
Telefon:

Hausarzt:

Im Notfall zu benachrichtigen:

Behandelnde Klinik / Praxis

ACTELION

Falls Sie an der kostenlosen Zusendung weiterer Echo-Pässe interessiert sind,
schicken Sie bitte eine Postkarte mit dem Stichwort "Echo-Pass' an:

Actelion Pharmaceuticals Deutschland GmbH
Munzinger Straße 1 • 79111 Freiburg im Breisgau
Internet: www.actelion.com

Abb. **A3**   Echo-Pass (kostenlose Anforderung bei der Firma Actelion möglich unter www.actelion.de).

LV:	LA:	RV:	RA:		PAT:	ms
LVF:	LVH:	RVF:	TI:	m/s	sPAP:	mmHg

Beurteilung:

Datum:

LV:	LA:	RV:	RA:		PAT:	ms
LVF:	LVH:	RVF:	TI:	m/s	sPAP:	mmHg

Beurteilung:

Datum:

LV:	LA:	RV:	RA:		PAT:	ms
LVF:	LVH:	RVF:	TI:	m/s	sPAP:	mmHg

Beurteilung:

Datum:

LV:	LA:	RV:	RA:		PAT:	ms
LVF:	LVH:	RVF:	TI:	m/s	sPAP:	mmHg

Beurteilung:

Datum:

LV:	LA:	RV:	RA:		PAT:	ms
LVF:	LVH:	RVF:	TI:	m/s	sPAP:	mmHg

Beurteilung:

Datum:

LV:	LA:	RV:	RA:		PAT:	ms
LVF:	LVH:	RVF:	TI:	m/s	sPAP:	mmHg

Beurteilung:

Datum:

LV:	LA:	RV:	RA:		PAT:	ms
LVF:	LVH:	RVF:	TI:	m/s	sPAP:	mmHg

Beurteilung:

Datum:

LV:	LA:	RV:	RA:		PAT:	ms
LVF:	LVH:	RVF:	TI:	m/s	sPAP:	mmHg

Beurteilung:

Datum:

LV:	LA:	RV:	RA:		PAT:	ms
LVF:	LVH:	RVF:	TI:	m/s	sPAP:	mmHg

Beurteilung:

Datum:

Abb. **A4** Innenseite Echo-Pass.

Behandlungsalgorithmus der pulmonalen arteriellen Hypertonie (Abb. **A5**)

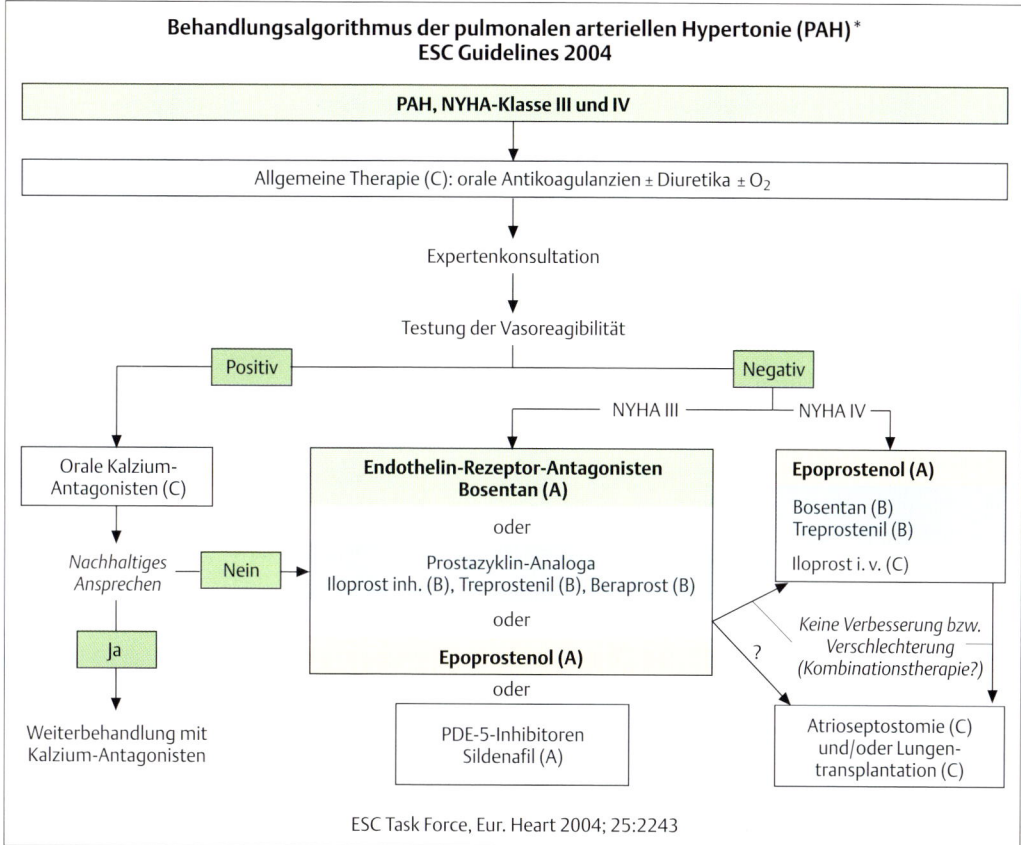

Behandlungsalgorithmus der pulmonalen arteriellen Hypertonie (PAH)*
ESC Guidelines 2004

PAH, NYHA-Klasse III und IV

Allgemeine Therapie (C): orale Antikoagulanzien ± Diuretika ± O_2

Expertenkonsultation

Testung der Vasoreagibilität

Positiv — Negativ

NYHA III — NYHA IV

Orale Kalzium-Antagonisten (C)

Endothelin-Rezeptor-Antagonisten Bosentan (A)

oder

Prostazyklin-Analoga
Iloprost inh. (B), Treprostenil (B), Beraprost (B)

oder

Epoprostenol (A)

oder

PDE-5-Inhibitoren
Sildenafil (A)

Epoprostenol (A)

Bosentan (B)
Treprostenil (B)

Iloprost i. v. (C)

Nachhaltiges Ansprechen

Nein

Ja

Weiterbehandlung mit Kalzium-Antagonisten

?

Keine Verbesserung bzw. Verschlechterung (Kombinationstherapie?)

Atrioseptostomie (C)
und/oder Lungen-transplantation (C)

ESC Task Force, Eur. Heart 2004; 25:2243

Abb. **A5**   Behandlungsalgorithmus der pulmonalen arteriellen Hypertonie nach ESC-Guidelines 2004.

Adressen der PAH-Selbsthilfegruppen

Europa

Internet: www.paheurope.org/

Deutschland

pulmonale hypertonie (ph) e. V.
Gemeinnütziger Selbsthilfeverein
Bundesgeschäftsstelle:
Bruno Kopp
Wormser Straße 20
76287 Rheinstetten
Telefon: +49 (0) 72 42/95 26 66
Fax: +49 (0) 72 42/95 26 67
E-Mail: info@phev.de
Internet: www.phev.de

Sklerodermie Selbsthilfegruppe e. V.
Geschäftsstelle:
Emma Margarete Reil
Am Wollhaus 2
74072 Heilbronn
Telefon: +49 (0) 71 31/39 02 24 25
Fax: +49 (0) 71 31/39 02 24 26
E-Mail: info@sklerodermie-sh.de
Internet: www.sklerodermie-selbsthilfe.de

Deutsche Rheuma-Liga Bundesverband e. V.
Geschäftsstelle:
Ursula Faubel
Maximilianstraße 14
53111 Bonn
Telefon: +49 (0) 2 28/76 60 60
Fax: +49 (0) 2 28/76 60 620
E-Mail: bv@rheuma-liga.de
Internet: www.rheuma-liga.de

Österreich

Selbsthilfegruppe Lungenhochdruck (SLK)
Kinder PPH
E-Mail: info@lungenhochdruck.at
Internet: www.lungenhochdruck.at

Schweiz

PPH-Selbsthilfegruppe Schweiz
E-Mail: bosshard@lungenhochdruck.ch
Internet: www.lungenhochdruck.ch

Sachverzeichnis